中药和食物
对检验结果的影响

胡晓波　主编

科学出版社

北京

内 容 简 介

本书分为两部分。第一部分介绍了干扰检验结果的中药和食物的成分、用途、对检验结果的干扰机制和干扰情况;第二部分以条目列举的方式从检验项目角度汇总了哪些中药和食物对检验项目有干扰、干扰的类型及干扰情况。本书试图从原理方面阐述中药和食物对检验结果的干扰,并提供部分检验项目受到中药和食物干扰的影响程度描述,使读者对中药和食物对检验结果的影响有一个初步了解。

本书尤其适合在中医药领域工作的检验人员使用,也可供临床医护人员参考使用。

图书在版编目(CIP)数据

中药和食物对检验结果的影响／胡晓波主编. —北京:科学出版社,2019. 11
ISBN 978-7-03-062631-8

Ⅰ. ①中… Ⅱ. ①胡… Ⅲ. ①临床医学—医学检验
Ⅳ. ①R446.1

中国版本图书馆 CIP 数据核字(2019)第 227206 号

责任编辑:闵 捷／责任校对:谭宏宇
责任印制:黄晓鸣／封面设计:殷 靓

科 学 出 版 社 出版
北京东黄城根北街 16 号
邮政编码:100717
http://www.sciencep.com

南京展望文化发展有限公司排版
广东虎彩云印刷有限公司印刷
科学出版社发行 各地新华书店经销

*

2019 年 11 月第 一 版 开本:B5(720×1000)
2020 年 12 月第二次印刷 印张:11 1/2
字数:200 000

定价:80.00 元
(如有印装质量问题,我社负责调换)

《中药和食物对检验结果的影响》
编委会

主　编　胡晓波

副主编　殷红梅

编　委（按姓氏笔画排序）

李　贞	上海中医药大学附属龙华医院
李　晨	上海中医药大学附属龙华医院
张　月	上海中医药大学附属龙华医院
陈　佳	上海中医药大学附属龙华医院
陈文欣	上海中医药大学附属龙华医院
陈伟琴	上海中医药大学附属龙华医院
邵华卿	上海中医药大学附属龙华医院
罗薇娜	上海中医药大学附属龙华医院
庞树华	上海中医药大学附属龙华医院
赵凌旭	上海中医药大学附属龙华医院
胡晓波	上海中医药大学附属龙华医院
姚冬婷	上海中医药大学附属龙华医院
殷红梅	上海中医药大学附属龙华医院
高淑芳	上海中医药大学附属龙华医院
傅　忱	上海中医药大学附属龙华医院

前　言

　　药物干扰是影响检验结果准确和可靠,进而影响疾病的诊断和治疗的一个重要因素。随着新药的不断研制和开发,以及检验项目的不断增加,药物对检验结果的干扰问题也越来越突出。

　　对西药干扰检验结果的评价有较多的研究,并有相应的专著可供查询使用。近年来,中药干扰检验结果的性能评价越来越受到关注。当检验结果与临床症状不符时,除采集标本时间、采血方法、检验方法、人员操作等因素外,就应考虑临床中药干扰问题。中药对检验结果的干扰是多方面的,包括生物学、药理学和免疫学等多个方面,常导致检验结果与临床症状不相符。如何正确地解释和评价检验结果、探索其影响的定量关系或找出消除干扰的方法,这为临床实验诊断提出了新的课题。正确地解释检验结果,应先了解患者正在服用哪些药物甚至摄入何种饮食,了解中药和食物等对检验结果的干扰和影响,才能合理地分析判断检验结果,并通过适当的检验方法避免这种干扰。

　　目前,国内尚无关于中药和食物对检验结果影响的书籍,本书填补了我国在此方面的空白,对提高检验结果的准确性、减少临床诊断中发生的错误、避免加重病情和延误治疗引发严重后果等方面的意义重大。本书对临床医护人员和检验专业人员有很好的借鉴和参考作用。

　　由于编者水平有限,如有挂一漏万,敬请读者批评指正。

胡晓波

2019 年 7 月

目　录

第一节　中药的功效和干扰

01　八味地黄丸

八味地黄丸是汉代张仲景《金匮要略》中特别重要的一个方剂,采用干地黄、山药、茯苓、山茱萸、泽泻、牡丹皮、桂皮、附子 8 味中药配伍而成。

【功效】

八味地黄丸配方平衡,按五行论,八味中的七味归经于肾,六味归经于心,各有三味归经于肝和脾,一味归经于肺。肾和心补益后,可以间接滋养肝、脾、肺,五脏得以全面地补益。八味地黄丸被广泛地用于各种因肾阳不足所致的腰膝冷痛、阳痿、畏寒肢冷、小便稀薄、水肿等证者。

【干扰】

八味地黄丸可升高血浆高密度脂蛋白胆固醇,降低过氧化值。研究显示,66~82 岁的老年受试者连续 7 个月服用该制剂,高密度脂蛋白胆固醇平均浓度由初始 1.07 mmol/L 升高到 1.20 mmol/L,过氧化值则从 8.2 nmol/mL 降低至 6.4 nmol/mL,且与女性受试者相比,男性受试者高密度脂蛋白胆固醇升高更加显著。

八味地黄丸可升高血清 17β-雌二醇浓度。患有精子减少症的男性服用该制剂后,17β-雌二醇浓度升高,据此可判断其精子形成水平有所提高。在一项研究中,28 名精子减少症患者每天口服该制剂治疗 8~28 周,治疗前 17β-雌二醇平均浓度为 7.87±3.84 pmol/L;治疗后,血清 17β-雌二醇平均浓度升高至 10.68±4.56 pmol/L。

八味地黄丸在治疗女性高催乳素血症中有一定的作用,其可降低血清催乳素水平。患有垂体瘤的患者使用溴隐亭进行治疗,其血清催乳素浓度从 62 ng/mL 降低至 15 ng/mL。然而,患者对其耐受,并未受孕。停止溴隐亭治疗 2 周,血清催乳素浓度又升高至 259 ng/mL。随后开始每天口服 5 g 八味地黄丸进行治疗。4 周后,催乳素浓度降低至 71 ng/mL。当口服剂量增加至每天 7.5 g 时,催乳素浓度进一步降低至 40~60 ng/mL。1 个月后患者受孕成功,八味地黄丸治疗随即终止。妊娠期间血清催乳素浓度维持在 66~133 ng/mL,且未出现并发症。

02 白屈菜

白屈菜又名地黄连、土黄连、假黄连、牛金花、断肠草、雄黄草,为罂粟科白屈菜属植物白屈菜的全草。白屈菜主要活性成分为异喹啉类生物碱,包括白屈菜碱、白屈菜红碱、血根碱、小檗碱和原阿片碱等。

【功效】

白屈菜性凉、味苦、有毒,具有抗炎抑菌、抗肿瘤、镇痛、祛痰止咳、平喘的功效,可用于治疗胃脘痉挛、胃炎、肠炎、咳嗽气喘、百日咳等。

【干扰】

摄入白屈菜对肝功能指标有一定的影响。据报道,有 10 名患者服用该草药后出现肝毒性反应。其中 1 名 37 岁女性患者服用该草药 3 个月后发生急性肝炎,其血清转氨酶活性显著升高,谷草转氨酶达 898 U/L,超过参考区间上限约 60 倍;γ-谷氨酰氨基转移酶 32 U/L,是参考区间上限的 1.8 倍;碱性磷酸酶 249 U/L,达参考区间上限 2.4 倍。总胆红素为 348.84 μmol/L,是参考区间上限近 21 倍。住院治疗期间,患者肝功能各项指标有所降低。出院后,继续服用该药,肝功能指标再次升高。停药 2 个月后,所有肝功能指标均恢复至参考范围。

03 薄荷

薄荷又名野薄荷、夜息香,属唇形科薄荷属植物,性凉味辛,在我国栽培历史悠久,主产于江苏、浙江、湖南等地。薄荷含有挥发油、黄酮类、蒽醌类、有机酸类、氨基酸、微量元素等成分,常用作堕胎药。

【功效】

薄荷具有疏散风热、清热解表、利咽透疹、祛风消肿、利咽止痛等功效,可用于治疗风热感冒、头痛、喉痹、口疮、风疹、麻疹等。

【干扰】

薄荷可引起肝酶活性升高。据报道,一名 24 岁孕妇为堕胎大量摄入薄荷提取物和黑升麻根导致肝中毒。服用 36 小时,谷草转氨酶活性升高至 2 671 U/L,约为参考区间上限 70 倍;谷丙转氨酶活性升高至 1 747 U/L,超过参考区间上限约 45 倍;乳酸脱氢酶升高至 4 090 U/L,约为参考区间上限 20 倍。由于尚无研究指出单独服用黑升麻会导致肝毒性,因此该病例出现致命肝毒性可能是由于摄入了薄荷提取物。

04 柴胡桂枝干姜汤

柴胡桂枝干姜汤为《伤寒论》中的经典名方,在日本汉方药中称为"Saiko-Keishi-Kankyo-to"。柴胡桂枝干姜汤由柴胡、黄芩、瓜蒌根、桂枝、牡蛎、甘草和干姜7味中药组成。该方剂的主要成分柴胡可改善炎症。

【功效】

柴胡桂枝干姜汤专为少阳病兼气化失常而设,奏和解少阳、化气生津之效,可用于治疗邪入少阳,三焦不利,津伤饮结的寒热错杂证及疟证偏于寒者。本方多用于消化系统疾病的治疗,如病毒性肝炎、慢性胆囊炎、肝硬化腹水等,也可用于治疗糖尿病、支气管哮喘、乳腺增生等。国外常将其用于治疗女性的更年期症状,如失眠、疲劳和抑郁症。

【干扰】

柴胡桂枝干姜汤可降低血浆白细胞介素-6和血浆可溶性白细胞介素-6受体浓度。一项研究纳入90名有失眠和抑郁症状的更年期患者,其中42名患者口服柴胡桂枝干姜汤,其余48名患者接受抗抑郁药治疗。治疗前和治疗3个月后分别检测其血浆白细胞介素-6及血浆可溶性白细胞介素-6受体浓度。研究结果显示,治疗3个月后,中药治疗组血浆白细胞介素-6浓度降低34.8%±15.5%,而抗抑郁药治疗组降低7.5%±4.8%,两组间差异有统计学意义。中药治疗组血浆可溶性白细胞介素-6受体浓度降低22.4%±14.6%,抗抑郁治疗组降低2.4%±3.8%,有显著性差异。中药治疗组患者血浆白细胞介素-6和血浆可溶性白细胞介素-6受体浓度下降的幅度与抑郁情绪改善程度相关。柴胡桂枝干姜汤作为生物反应调节剂,可使炎症因子浓度恢复正常。

05 刺蒺藜

刺蒺藜又名旁通、蒺藜子、屈人、止行、豺羽、升推、即藜等,为蒺藜科蒺藜属植物蒺藜和大花蒺藜的果实,果实含黄酮类成分山柰酚等,还含有蒺藜皂苷,具有明显的抗心肌缺血作用,另其含呋甾醇二糖苷类成分可有壮阳功效。

【功效】

刺蒺藜可平肝、解郁、明目、祛风,主治头痛、眩晕、胸胁胀痛、乳房胀痛、癥瘕、目赤翳障、风疹瘙痒、白癜风、痈疽、瘰疬。在国外该药常被男性用作壮阳药来改善性功能和身体功能。

【干扰】

刺蒺藜不影响血清睾酮、雄烯二酮、黄体生成素浓度。21 名健康年轻男性（年龄 20~36 岁）分为三组，每组 7 人。其中两组分别按每天 20 mg/kg 和每天 10 mg/kg 服用刺蒺藜提取物 4 周，其余 7 人服用安慰剂。结果显示治疗组与安慰剂组间血清睾酮、雄烯二酮和黄体生成素无显著差异（$P>0.05$）。20 mg 剂量组睾酮、雄烯二酮和黄体生成素与对照组浓度分别为 15.75±1.75 nmol/L 和 17.74±1.09 nmol/L、1.93±0.13 ng/mL 和 1.95±0.24 ng/mL、4.66±0.27 IU/L 和 4.17±0.41 IU/L。由于两组结果均在参考范围内，结果提示该草药中甾体皂苷的作用并不涉及雄性激素生成过程。

06 丹参

丹参为唇形科植物丹参的干燥根和根茎，始载于《神农本草经》。丹参的化学成分分为脂溶性和水溶性两部分，丹参酮是丹参中脂溶性松香烷型二萜类化合物，又称为总丹参酮，是丹参根部的主要提取物，具有广泛的药理作用。复方丹参制剂除了丹参外还含有三七和冰片，在中国广泛应用，是美国食品药品监督管理局（U.S. Food and Drug Administration，FDA）1997 年批准进行 Ⅱ 期和 Ⅲ 期临床试验的第一个中药。

【功效】

丹参具有活血祛瘀、通经止痛、清心除烦、凉血消痈的功效，广泛用于各种疾病的治疗，如循环系统疾病、心绞痛、月经失调、关节炎和失眠等。每次煎剂常规剂量为 9~15 g。

【干扰】

丹参具有活血作用，可抑制血小板聚集，增强抗凝血酶活性，干扰外源凝血途径和增强纤溶活性。据报道，1 名 48 岁进行华法林治疗的女性服用丹参近 1 个月，国际标准化比率（international normalized ratio，INR）升高至 5.62 以上。尽管停用了华法林和丹参，并输注新鲜冰冻血浆，但其凝血异常仍持续至少 5 天。停止丹参治疗 4 个月后随访，每天 3 mg 剂量的华法林使其 INR 稳定在 2.5。丹参可能疗效较好，但这个病例表明进行华法林治疗的患者不能同时服用丹参。

复方丹参制剂可降低总胆固醇、三酰甘油、低密度脂蛋白胆固醇，使高密度脂蛋白胆固醇升高。一篇纳入了国内 4 名高脂血症患者治疗研究的概述报道了复方丹参滴丸可使总胆固醇下降 28.3%，低密度脂蛋白胆固醇下降 29.9%，三酰甘油下降 34.3%，高密度脂蛋白胆固醇升高 33.2%。

07　当归

当归别名干归、秦哪、西当归、土当归,是伞形科当归属的一种多年生草本植物,其干燥根是我国一味常用中药材,药用历史悠久,始记于《神农本草经》,被列为中品。

【功效】

当归具有补血活血、调经止痛、抗炎、抗氧化和免疫等功效,主治血虚头昏、面色不华,跌打损伤、瘀血肿痛,血脉瘀滞、风湿痹痛,疮疡痈肿,月经不调、痛经闭经、崩漏及产后瘀滞腹痛等。

【干扰】

当归含有阿魏酸,能抑制血小板聚集,干扰血小板功能。1 名 46 岁的女性采用香豆素(华法林)治疗,其 INR 稳定在 2~3,同时使用当归治疗后开始出现用药不当反应,每天口服 565 mg 当归 1~2 次 1 个月,INR 升高至 4.9,停止服用当归4 周,INR 恢复至治疗范围。

08　防风通圣散

防风通圣散由黄芩、甘草、桔梗、白术、连翘、荆芥、麻黄等 18 种中药组成,1200 年开始用于中医治疗疾病,是临床上常用于治疗表里皆实的表里双解剂。

【功效】

防风通圣散中防风、荆芥、石膏、黄芩等解表清热,大黄、芒硝攻下,当归、川芎等补血活血。本方主治荨麻疹、中风、肥胖症、头面疔痈、习惯性便秘、皮肤瘙痒等风热炽盛,表里俱实之证,临床应用十分广泛,也可用作肥胖青少年的膳食补充剂,以促进减肥。

【干扰】

防风通圣散可降低血胰岛素,但不影响高密度脂蛋白胆固醇。采用随机、双盲、安慰剂对照试验对 81 名糖耐量减低的肥胖女性进行研究。其中 41 名女性接受防风通圣散治疗,另外 40 名女性接受安慰剂治疗。治疗 24 周,中药治疗组空腹胰岛素浓度从 97.51 ± 66.87 pmol/L 降低至 57.81 ± 45.27 pmol/L,而安慰剂组空腹胰岛素浓度为 91.94 ± 39.00 pmol/L,差异有统计学意义($P<0.05$)。防风通圣散治疗 24 周,高密度脂蛋白胆固醇从 1.24 ± 0.44 mmol/L 上升到 1.34 ± 0.29 mmol/L,与安慰剂组相比无显著差异。

09　甘草

甘草为豆科植物甘草属乌拉尔甘草、胀果甘草、光果甘草的干燥根及根茎。甘草分干燥炮制品和蜜炙炮制品,分别称为"生甘草""炙甘草"。现代实验研究表明,甘草的主要成分为甘草酸和甘草黄酮类化合物。甘草经蜜炙后甘草酸含量减少,而黄酮类化合物含量增加。

【功效】

生甘草味甘偏凉,长于泻火解毒;炙甘草味甘偏温,以益气补中、缓急止痛为胜。甘草酸和甘草黄酮是甘草的主要活性成分,其中甘草酸具有肾上腺皮质激素样作用,可以发挥抗炎、抗变态反应、抗肿瘤、解毒止咳的功效,对脂质代谢也有一定的影响;甘草黄酮具有消炎、抗菌、解痉、镇痛等作用。

【干扰】

摄入甘草对血钾及肝功能指标有一定影响。1 名 56 岁健康女性每天摄入 200~400 g 富含甘草的甜食(相当于 15 g 纯甘草汁)以缓解慢性便秘,出现严重低钾血症(2.2 mmol/L)及肌肉病变;血清肌酸激酶活性显著升高,达 18 000 U/L;其他肝功能指标也有所升高,谷丙转氨酶、碱性磷酸酶、γ-谷氨酰氨基转氨酶分别为 415 U/L、147 U/L 及 66 U/L。停止摄入甘草并静脉注射氯化钾治疗 1 周,其血钾、肌酸激酶活性、其他肝功能指标均恢复至正常水平。

10　贯叶连翘

贯叶连翘又名圣约翰草、贯叶金丝桃、过路黄、小种黄、赶山鞭、上天梯、小对月草、小对叶草、小种癀药等,为藤黄科金丝桃属植物。贯叶连翘含有金丝桃素和假金丝桃素(化学结构上为萘并二蒽酮类)、贯叶金丝桃素和假贯叶金丝桃素(间苯三酚化合物)、双黄酮、黄酮醇类衍生物、呫吨酮、原花青素、苯丙烷和氨基酸,其中贯叶金丝桃素是贯叶连翘中主要活性成分。

【功效】

贯叶连翘可收敛止血、调经通乳、清热解毒、利湿,主治咯血、吐血、肠风下血、崩漏、外伤出血、月经不调、乳妇乳汁不下、黄疸、咽喉疼痛、目赤肿痛、尿路感染、口鼻生疮、痈疖肿毒、烫火伤,还可用于治疗抑郁症。其中的贯叶金丝桃素可抑制 5-羟色胺、去甲肾上腺素、多巴胺、γ氨基丁酸和谷氨酸的突触吸收。贯叶连翘的抗焦虑作用可能与贯叶金丝桃素激活人孕烷 X 受体,进一步激活细胞色素 P450-3A(CYP3A)在肝脏和小肠表达有关。

【干扰】

贯叶连翘可升高促甲状腺素。虽然其机制不明,但可推测该中药通过抑制5-羟色胺重吸收导致甲状腺素变化,如同选择性5-羟色胺重吸收抑制剂舍曲林一样。一项回顾性研究显示,37 例患者服用贯叶连翘 3~6 个月,检测发现促甲状腺素升高,未服用该中药对照组的患者促甲状腺素浓度正常,研究发现该中药会导致促甲状腺素比值升高至 2.12,95% 置信区间为 0.36~12.36。因样本量少、置信区间宽而无法证实两者之间关系,没有统计学差异,95% 置信区间中87% 数值>1,提示贯叶连翘摄入与促甲状腺素升高有 85.2% 概率存在正相关。

贯叶连翘中药制备中产生的鞣酸可干扰铁吸收。

贯叶连翘可通过活化 CYP3A 途径加快各类药物分解。患者服用免疫抑制剂环孢素、抗逆转录病毒药物茚地那韦和平喘药茶碱等,再同时服用贯叶连翘会导致药物浓度降低。

贯叶连翘会导致环孢素治疗患者的血药浓度降低从而发生移植排斥反应。一项研究发现,1 名 29 岁的女性每天服用贯叶连翘 1~2 片(相当于 0.3% 金丝桃素)1 个月,环孢素从 250 ng/mL 降低到 155 ng/mL。3 周后环孢素浓度进一步降低到 97 ng/mL,引发肾移植排斥反应。停用该中药 2 周,环孢素升高至 510 ng/mL。因为贯叶连翘会介导 CYP3A4 同工酶活性和 P 糖蛋白表达,造成环孢素代谢加速。

一项贯叶连翘与人类免疫缺陷病毒-1 蛋白酶抑制剂茚地那韦相互作用的研究发现,80 名健康者服用贯叶连翘近 2 周后,茚地那韦曲线下面积$_{0-\infty}$下降 57%。

一项病例报道描述了贯叶连翘与茶碱间的相互作用,1 名 42 岁的女性接受茶碱药物治疗,同时每天服用 300 mg 贯叶连翘(相当于 0.3% 金丝桃素)2 m,患者对治疗无应答,即便补充 1 次高剂量茶碱(1 600 mg),患者药物浓度也仅稳定在 9.2 μg/mL。停药 7 天,茶碱浓度升高至 19.6 μg/mL,需下调药物剂量。

由于服用贯叶连翘而导致浓度下降的药物还有阿米替林(抗抑郁药)、去甲替林、地高辛、他克莫司、苯丙香豆素、华法林和辛伐他汀羟基酸(降胆固醇药物辛伐他汀的活性代谢产物)。

一项单盲、安慰剂对照平行研究揭示,贯叶连翘可与地高辛相互作用。13 名健康志愿者同时接受地高辛(摄入量每天 0.25 mg)和该中药提取物。另一组 12 名志愿者接受相同剂量地高辛和安慰剂。贯叶连翘组 10 天地高辛曲线下面积$_{0-\infty}$下降 25%,是由于贯叶连翘介导的 P 糖蛋白药物转运体的作用导致的。

据报道,贯叶连翘可增加选择性5-羟色胺重吸收抑制剂作用,如舍曲林、氟西汀、帕罗西汀、氟伏沙明、西酞普兰,引发毒性和5-羟色胺综合征样症状,如出汗、晕眩、高血压、震颤和焦虑。

贯叶连翘可诱发服用含雌激素和黄体酮的口服避孕药者月经出血。一项研究发现,12 名健康女性口服炔诺酮和炔雌醇组成的避孕药,同时每天服用 300 mg 贯叶连翘 3 次,8 周可见炔诺酮口服清除率明显升高($P=0.042$)(从每小时 8.2±2.65 L 升高到每小时 9.5±3.43 L,升高约 16%)。同时,伴最高浓度明显降低($P=0.045$)(从 17.4±5.1 ng/mL 降低到 16.4±5.2 ng/mL),但半衰期不受影响。

贯叶连翘可介导 CYP3A 酶合成,提高炔诺酮清除率,影响口服避孕药效果。炔雌醇清除率与最高浓度之间没有显著相关性,但是半衰期明显缩短($P=0.023$)(从 23.4±19.5 小时缩短到 12.2±7.1 小时)。相同病例组给予咪达唑仑后,可见药物口服清除率明显升高($P=0.007$)(从每小时 109±48 L 升高到每小时 167±8 L),而半衰期明显缩短($P=0.004$)(从 2.7±0.6 小时缩短到 2.0±0.6 小时)。贯叶连翘通过激活肠道 CYP3A 酶活性,提高咪达唑仑口服清除率。

贯叶连翘可升高血浆二羟基苯乙酸(一种多巴胺代谢产物)浓度,但对血浆去甲肾上腺素及其代谢产物浓度没有影响。一项双盲研究发现,16 名健康个体(11 名男性,5 名女性)每天 3 次服用 300 mg 贯叶连翘或安慰剂,7 名患者每天 3 次服用 50 mg 丙米嗪作为阳性对照组。治疗时间随机,但至少需持续 7 天。中药组血浆二羟基苯乙酸浓度明显升高,为 1 661±924 pg/mL(安慰剂组为 1 110±322 pg/mL)。贯叶连翘似乎对多巴胺 β 羟化酶有抑制作用或通过某些其他机制引起血浆二羟基苯乙酸浓度升高。同一研究中显示去甲肾上腺素(181±71 pg/mL)相比安慰剂组(196±119 pg/mL),或主要代谢产物二羟基苯乙二醇(656±152 pg/mL)相比安慰剂组(653±163 pg/mL)在统计学上无显著差异。贯叶连翘对血浆去甲肾上腺素及其代谢产物浓度没有影响,提示该中药不会明显抑制单胺氧化酶活性或干扰去甲肾上腺素转运体活性,但也有可能是因为研究时间过短不足以检测到血浆中这些激素和代谢产物的变化。

贯叶连翘可降低血浆伊马替尼药物浓度,即一种 *Bcr/Abl* 融合基因和酪氨酸激酶 c－Kit 的强力抑制剂,用于费城染色体阳性的慢性髓细胞白血病和胃肠道间质瘤的治疗。在一项研究中,由 6 名男性和 6 名女性组成的年龄在 20～51 岁间 12 名受试者第 1 天口服 400 mg 伊马替尼,第 4～17 天每天 3 次,每次口服 300 mg 贯叶连翘,第 15 天再口服 400 mg 伊马替尼。在摄入贯叶连翘时,血浆伊马替尼峰浓度明显降低,从 2 153±491 ng/mL 降低至 1 840±489 ng/mL。血浆伊马替尼代谢产物 N－去甲基伊马替尼峰浓度升高 13%,从 285±95 ng/mL 升高至 318±95 ng/mL。贯叶连翘有活化细胞色素 P450 酶系统中 CYP3A4(伊马替尼代谢主要酶)的作用,会导致血浆伊马替尼浓度降低,疗效下降。

贯叶连翘可降低维拉帕米及其异构体的生物利用度。8 例健康男性用灌注管通过嘴插入到空肠近端给予 244 μmol/L 右旋/左旋维拉帕米。此单向灌注用药操作需 100 分钟，随后 14 天口服贯叶连翘(300 mg，每天 3 次)，14 天重复灌注用药。血浆右旋维拉帕米峰浓度明显降低($P<0.05$)，中药使用前峰浓度是 9.4±7.0 ng/mL，中药使用后降低至 1.9±1.3 ng/mL，曲线下面积$_{0\sim\infty}$从每分钟 2 406±1 695 ng/mL 降低至每分钟 420±239 ng/mL。左旋维拉帕米峰浓度从 1.5±1.3 ng/mL 降低至 0.2±0.1 ng/mL，曲线下面积$_{0\sim\infty}$从每分钟 413±316 ng/mL 降低至每分钟 56±32 ng/mL($P<0.05$)，推测维拉帕米两种异构体生物利用度的降低与肠道内 CYP3A4 代谢首过效应有关。

贯叶连翘可降低血浆去甲维拉帕米(维拉帕米代谢产物)异构体浓度。右旋去甲维拉帕米峰浓度明显降低($P<0.05$)，中药使用前峰浓度为 7.5±3.3 ng/mL，中药使用后降低到 4.4±2.4 ng/mL，曲线下面积$_{0\sim\infty}$从每分钟 4 296±3 380 ng/mL 降低到每分钟 1 702±825 ng/mL。左旋去甲维拉帕米峰浓度也明显降低($P<0.05$)，从 2.5±1.8 ng/mL 降低至 1.3±1.2 ng/mL，曲线下面积$_{0\sim\infty}$从每分钟 1 204±447 ng/mL 降低至每分钟 532±343 ng/mL。血浆中右旋和左旋去甲维拉帕米降低似乎与贯叶连翘介导的酶有关，这些酶受类固醇 X 受体或孕烷 X 受体调控。

贯叶连翘可降低奥美拉唑血药浓度。奥美拉唑是一种质子泵抑制剂，因其具有不可逆地阻断胃酸分泌的作用而用于治疗各类胃肠疾病。已有研究表明 *CYP2C19* 等位基因具有遗传变异性，该酶与奥美拉唑的代谢相关。选取 12 名中国成年男性作为 *CYP2C19* 等位基因的各种基因型。受试者每天 3 次口服 300 mg 贯叶连翘或安慰剂，期间有 5 周洗脱期。治疗组和对照组在第 15 天均口服 20 mg 奥美拉唑。贯叶连翘治疗组血浆奥美拉唑峰浓度相比野生型组(快代谢组)下降 49.6%±20.7%，相比突变型(慢代谢组)下降 37.5%±13.3%。曲线下面积$_{0\sim\infty}$在野生型和突变型中分别下降 43.9%±23.7%和 37.9%±21.3%。该草药根据基因型介导 CYP2C19，提高奥美拉唑代谢，进而降低血药浓度。

贯叶连翘可升高奥美拉唑代谢产物奥美拉唑砜和 5 羟奥美拉唑血浆浓度。该药在野生型和突变型中均极大程度增强了奥美拉唑的亚砜化反应。贯叶连翘治疗组血浆奥美拉唑砜峰浓度相比野生型升高 155%±58.8%，相比突变型升高 160.3%±45.5%。曲线下面积$_{0\sim\infty}$在野生型和突变型中分别升高了 158.7%±101.4%和 136.6%±84.6%。该草药表现为可诱导 CYP3A4 催化的奥美拉唑亚砜化反应。而该草药诱导的 CYP2C19 依赖性羟基化具有基因型依赖性。贯叶连翘治疗组 5 羟奥美拉唑血浆峰浓度相比野生型安慰剂组升高 38.1%±30.5%，而在野生型安慰剂组该浓度仅轻度升高或持平。

贯叶连翘可降低伏立康唑的生物利用度，导致血药浓度降低。16 名健康男性依据 CYP2C19 基因型分组,因该酶是药物代谢的主要酶之一,且 CYP2C19 遗传多态性影响该药物血药浓度。参加此项目受试者口服 300 mg 贯叶连翘提取物,每天 3 次,连续 15 天。摄入该草药前 1 天和第 1 天口服 400 mg 伏立康唑,第 15 天重复该过程。首日摄入该草药最初 10 小时伏立康唑平均血浆浓度相比对照组(曲线下面积$_{0\sim\infty}$每小时 12.7±4.16 μg/mL,$P=0.02$)升高 22%(曲线下面积$_{0\sim\infty}$ 15.5±6.84 μg/mL),无临床相关性。因该药物在野生型个体中口服清除率升高,血浆伏立康唑曲线下面积$_{0\sim\infty}$在草药摄入第 15 天相比对照组(每小时 23.5±15.6 μg/mL,$P=0.0004$)显著降低 59%(曲线下面积$_{0\sim\infty}$每小时 9.63±6.03 μg/mL)。而相比野生型,伴一个或两个 *CYP2C19*2* 等位基因缺失携带者的口服清除率更低。这些数据显示野生型个体长期摄入贯叶连翘可诱导酶激活,降低伏立康唑的生物利用度,使其成为治疗失败的潜在风险。

贯叶连翘可降低辛伐他汀血药浓度,但不影响普伐他汀浓度。一研究选取 16 名健康男性,其中 8 名接受 300 mg 该草药治疗,每天 3 次,连续 14 天,其余 8 名给予安慰剂治疗。第 14 天所有人单次口服 10 mg 辛伐他汀。重复该过程但在第 14 天单次口服 20 mg 普伐他汀。药物摄入 24 小时辛伐他汀羟基酸平均峰浓度为 1.1±0.3 ng/mL,相比安慰剂组(2.3±0.7 ng/mL)显著降低($P<0.05$)。峰浓度降低是由于肠壁和肝脏中贯叶连翘诱导 CYP3A4 同工酶加速了辛伐他汀代谢。与之相反,贯叶连翘治疗组普伐他汀平均峰浓度为 30.8±5.2 ng/mL,相比安慰剂组(36.5±5.7 ng/mL)降低,但并无显著意义。贯叶连翘对普伐他汀无影响提示 CYP3A4 同工酶可能在普伐他汀代谢中的作用是次要的。

贯叶连翘可降低外消旋华法林(华法林)血浆浓度。12 名接受过 14 天贯叶连翘治疗的健康人给予单次 25 mg 剂量外消旋华法林(华法林),S-羟基华法林和 R-羟基华法林浓度均显著下降($P<0.05$)。相比单纯华法林治疗组(每小时 65.4±13.8 μg/mL),贯叶连翘和华法林治疗组 S-羟基华法林平均曲线下面积$_{0\sim168小时}$为每小时 47.7±8.3 μg/mL。相比单纯华法林治疗组 31.7±4.5 小时,贯叶连翘和华法林治疗组的 S 羟基华法林的平均半衰期也同时下降为 25.1±4.3 小时。其下降可能是由于贯叶连翘诱导 CYP2C9 同工酶的作用导致的,该酶是 S-羟基华法林的代谢酶。在 R-羟基华法林中可见类似的下降,相比单纯华法林治疗组(每小时 120.9±32.9 μg/mL),R-羟基华法林的平均曲线下面积$_{0\sim168小时}$为每小时 91.1±15.4 μg/mL。相比单纯华法林治疗组 51.7±9.6 小时,R-羟基华法林平均半衰期也下降为 40.3±3.9 小时。贯叶连翘引起 R-羟基华法林下降是由于其诱导 R-羟基华法林代谢中 CYP1A2 同工酶和 CYP3A4 同工酶的作用而导致的。

贯叶连翘可降低美沙酮的生物利用度。在 4 名接受日均 900 mg 剂量的贯叶连翘治疗 31 d 的患者中,发现美沙酮血浆浓度约降低 47%(19%~60%)。这种降低可引起严重后果。其中,2 名出现类似戒断症状的患者提出调整美沙酮剂量。美沙酮血药浓度的降低是由于该药物是 CYP3A4 同工酶和 P 糖蛋白的底物,两者均通过贯叶连翘介导导致美沙酮血药浓度降低。

　　贯叶连翘可降低肿瘤化疗药物伊立替康(一种拓扑异构酶抑制剂)血浆浓度并影响其疗效。给予 5 名肿瘤患者 350 mg/m² 静脉注射剂量,分为贯叶连翘治疗组(口服剂量 900 mg/d 连续 18 天)和对照组。相比对照组,SN - 38(即 CPT - 11,伊立替康活性代谢产物)平均血浆浓度显著下降 42%,95% 置信区间为 14%~70%。贯叶连翘通过介导 CYP3A4 同工酶和 P 糖蛋白影响伊立替康代谢,该药治疗浓度区间较窄,因而影响了抗肿瘤疗效。

　　贯叶连翘可降低他克莫司血药浓度,不会降低麦考酚酯血药浓度。他克莫司是一种免疫抑制剂,也是 CYP3A4 同工酶和 P 糖蛋白底物,可能与贯叶连翘有相互作用。而这种相互作用已被证实。10 名免疫抑制治疗稳定的肾移植患者口服 600 mg 贯叶连翘 14 天,其中 8 名同时接受他克莫司和麦考酚酯治疗,2 名接受单纯他克莫司治疗。2 周后他克莫司血浆峰浓度从 23.0 ng/mL 下降至基线水平 12.7 ng/mL($P < 0.005$)。曲线下面积$_{0~12小时}$中度降低,从基线水平每小时 180 ng/mL 下降至每小时 75.9 ng/mL($P < 0.005$)。为维持治疗药物浓度,需大大增加他克莫司剂量。贯叶连翘中断 4 周,他克莫司又恢复了初始剂量。贯叶连翘并未引起麦考酚酸(霉酚酸酯活性代谢产物)药代动力学的显著变化。另一项对 10 名健康者的研究也证实了他克莫司和贯叶连翘间有相互作用。

　　贯叶连翘可降低三环抗抑郁药阿米替林的血浆浓度。有报道称当阿米替林与贯叶连翘联合用药时可见血浆阿米替林及其代谢产物去甲阿米替林浓度下降。该研究对 12 名每天摄入 150 mg 阿米替林的患者每天给予 900 mg 口服贯叶连翘提取物持续 2 周。阿米替林平均曲线下面积$_{0~12小时}$从每小时 709±118 μg/L(未添加贯叶连翘组)下降至每小时 555±76 μg/L(联合使用贯叶连翘组),下降了 22%;阿米替林平均峰浓度从 69.8±11.8 μg/L 下降至 54.1±7.4 μg/L,下降了 23%($P = 0.02$)。联合使用贯叶连翘也会导致去甲阿米替林平均曲线下面积$_{0~12小时}$从每小时 847±78 μg/L 下降至每小时 503±62 μg/L,下降 41%($P = 0.002$);其平均峰浓度从 81.7±7.9 μg/L 下降至 50.2±6.3 μg/L,下降 39%($P = 0.003$)。

　　贯叶连翘可降低夸西泮(三氟苯二氮,一种用于治疗失眠的安眠药)的血浆浓度。一项间隔 4 周随机安慰剂对照交叉研究,13 名健康者日均摄入 900 mg 贯叶连翘或安慰剂 14 天,单次口服 15 mg 夸西泮。血浆夸西泮峰浓度显著下降,从 30.5±3.9 ng/mL(安慰剂对照组)下降至 21.8±3.9 ng/mL(治疗组)($P < 0.05$)。血浆曲线下面积$_{0~48小时}$相比对照组也平均下降每小时 55 ng/mL($P < 0.05$)。夸西泮

是 CYP3A4 同工酶的底物,其浓度下降是由于贯叶连翘可诱导 CYP3A4 的作用。

贯叶连翘可升高非索非那定的血药浓度。单次剂量贯叶连翘可影响非索非那定药代动力学,但长期用药并不会产生相同效应。12 名健康者单次口服 900 mg 贯叶连翘 1 小时再口服 60 mg 非索非那定,其非索非那定的峰浓度相比对照组显著升高,从 163±43 μg/L(单纯治疗组)升高至 236±96 μg/L(单次剂量给药组),升高 45%($P<0.05$)。与此研究相反,在连续口服 900 mg 贯叶连翘治疗 2 周后再给予 60 mg 口服剂量非索非那定,其峰浓度(154±75 μg/L)相比对照组(163±43 μg/L)并无显著变化。此结果说明单次用药贯叶连翘可抑制肠壁 P 糖蛋白活性进而提高非索非那定生物利用度,而其长期用药对药代动力学并无影响。

贯叶连翘可降低伊伐布雷定(一种新型降心率制剂)的血浆浓度。健康者单次口服 10 mg 的伊伐布雷定 24 小时后口服 300 mg 贯叶连翘,每天 3 次,连续 14 天。第 16 天同时口服 10 mg 伊伐布雷定和 300 mg 贯叶连翘。伊伐布雷定血浆峰浓度从 32.7±16.6 ng/mL(伊伐布雷定单纯给药组)下降至 15.4±6.98 ng/mL(贯叶连翘联合给药组),$P<0.01$。曲线下面积$_{0\sim\infty}$也从每小时 114±39.1 ng/mL(贯叶连翘治疗前)下降至每小时 43.7±12.0 ng/mL(贯叶连翘治疗完成后),$P<0.01$。其下降是由于该药物代谢中贯叶连翘诱导的 CYP3A4 同工酶作用导致的。

11　广防己

广防己为马兜铃科植物广防己的干燥根,主要化学成分含有具有肾毒性的马兜铃酸 Ⅰ 和马兜铃酸 Ⅱ。我国国家食品药品监督管理局于 2004 年取消广防己的药用标准并要求用粉防己替代。

【功效】

广防己具有祛风止痛、清热利水的功效,可用于治疗湿热身痛、风湿痹痛、下肢水肿、小便不利等。国外常将其用于治疗湿疹和减肥。

【干扰】

广防己中药制剂的肾毒素作用可导致肾功能指标的改变。2 名女性服用中药广防己治疗后导致肾毒性,经鉴定该药中含肾毒性马兜铃酸 Ⅰ 和马兜铃酸 Ⅱ。其中一个案例,1 名 49 岁女性服用广防己治疗湿疹 2 年,血清肌酐为 600 μmol/L,尿素为 35.7 mmol/L,并进展至终末期肾衰竭需肾移植。第二个案例,1 名 49 岁女性因服用广防己治疗湿疹 6 年导致终末期肾衰竭入院治疗。入院时,血清肌酐为 841 μmol/L,尿素为 20.6 mmol/L,需肾移植。

12　龟苓膏

龟苓膏是传统药膳,历史悠久,相传最初是清代宫中专供皇帝食用的名贵药物。它以凉粉草、淀粉(木薯淀粉)、茯苓、蒲公英、菊花和金银花为主要原料。

【功效】

龟苓膏是近 25 种中草药的混合物,成分根据品牌的不同而不同。已知其中 4 种草药具有抗凝血和抗血小板功能的作用(赤芍或中国芍药根中含有糖肽,与肝磷脂相似;贝母或贝母茎含有腺苷和胸苷可抑制血小板聚集;金银花或忍冬可抑制血小板功能)。从枳属三叶木通中提取的枸橘内酯是一种有抗血小板功能的香豆素。龟苓膏可以促进新陈代谢、清热降火、润肺止咳,还能美容养颜和滋阴补肾,能改善嗓子疼、痔疮、痱子和便秘等。现代营养学研究发现,龟苓膏中含有多种活性多糖和氨基酸,具有低热量、低脂肪、低胆固醇的特点,能够调节血脂和血糖。

【干扰】

龟苓膏具有抗凝血和抗血小板功能的作用。1 名 61 岁男性患者接受华法林治疗,INR 一直保持稳定,直至服用龟苓膏后发生变化。患者每天服用 1 罐龟苓膏,9 天后 INR 升高至>6.0。住院期间停止华法林治疗,当 INR 降低至 1.9 后恢复治疗。出院后,患者又开始服用龟苓膏,INR 又升高至 5.2,再次住院,停止华法林治疗,直至其 INR 降低至 1.9。华法林治疗恢复后医生建议患者停用该食物。推测龟苓膏和华法林之间的相互作用可能与草药有抗凝血和抗血小板功能的作用有关。

13　桂枝茯苓丸

桂枝茯苓丸出自张仲景《金匮要略·妇人妊娠病脉证并治》,在日本汉方药中称为"Keishi-bukuryo-gan",由桂枝、茯苓、牡丹皮、赤芍、桃仁 5 味中药组成。

【功效】

桂枝茯苓丸主治妇人宿有癥块、妊娠胎动、漏下不止,以及瘀血而致的痛经经闭、癥积痞块等症。方中桂枝辛甘而温、温通血脉,为君药。桃仁味苦甘平、甘缓质润,善破血、去瘀生新;牡丹皮味辛苦,性微寒,既能散血行瘀,又能清退瘀久所化之热;赤芍味苦酸,性微寒,能和血养血,与诸祛瘀药合用,有活血养血之功,共为臣药。水为血之侣,用茯苓之甘淡性平,消癥利水,渗湿健脾,以助消癥之利,为佐药。以白蜜为丸,取其缓和诸药破泄之力,为使药。诸药合用共奏活血化瘀、缓消癥块之效。现代药理研究显示,其有镇静、镇痛、抗炎、改善微循环、促进炎症渗出物吸收和血肿包块消散的作用。因其活血化瘀效果显著,故临床上也用于辅助治疗其他系统的疾病,如夜间胃痛、慢性支气管炎、慢性肾炎、子宫肌瘤等,以达到活血消瘀的作用。

【干扰】

桂枝茯苓丸可降低血浆降钙素基因相关肽。8 名患严重潮红的绝经期受试者采用剂量为每天 7.5 mg 的桂枝茯苓丸进行治疗 4 周,发现血浆降钙素基因相关肽浓度有所降低。治疗前平均降钙素基因相关肽浓度为 5.76 ± 1.52 pg/mL,治疗后降低至 2.88 ± 0.81 pg/mL。经治疗,患者潮红频率(次数/天数)从 5.25 ± 0.98 降低至 2.25 ± 0.6。数据表明,该制剂在治疗月经过多、痛经和更年期综合征方面有疗效,可以代替激素疗法,尤其是激素疗法禁用的患者。

14　海蛤粉

海蛤粉为帘蛤科动物青蛤的贝壳所煅之灰。我国江苏、浙江、广东等沿海地区均有出产。其贝壳呈扇面形,基部圆,略向一方歪斜,直径 3~6 cm;外表面浅黄白色,有以壳顶为中心的网状层纹,排列致密;内表面光滑无纹、白色,有的边缘呈紫色;质坚硬,断面分层,无臭、味淡;以个大、光滑、黄白色、无泥沙、紫口者为佳。取干净的海蛤壳,置于无烟的文火上煅红,取出、晾凉,碾成细粉即为海蛤粉,亦称为"蛤粉"。

【功效】

海蛤粉主治慢性咳嗽,如百日咳。

【干扰】

海蛤粉含一定量的铅,会导致血铅升高。1 名 45 岁韩国男性因服用含海蛤粉的草药茶,血铅浓度升高至 3.7 μmol/L(成人血铅参考区间：0.5 ~ 1.0 μmol/L)而入院。其红细胞锌原卟啉浓度为 2.1 μmol/L(参考区间：0.28 ~ 0.64 μmol/L)、尿 δ-氨基乙酰丙酸显著升高至 378 μmol/L(参考区间：9.9 ~ 53.4 μmol/L)。停药 13 个月后,其血铅浓度恢复到 0.9 μmol/L,红细胞锌原卟啉降至 0.6 μmol/L。分析该草药成分发现,铅源为海蛤粉,铅含量达 225 000 mg/L。

15　黑升麻

黑升麻亦称总状升麻,是一种生长在北美东部的毛茛科毛茛属植物,其药用部位为根和根茎。其根部含有三萜苷活性物质,如升麻酸、黄肉楠碱和 27 -脱氧升麻亭。黑升麻在 1820 年就被载入《美国药典》,该草药在美国用于治疗更年期综合征已有 100 多年的历史,在美国还作为一种食物添加剂使用。黑升麻在德国是一种非处方药,在欧洲已成为应用最为广泛的治疗更年期综合征的草药。

【功效】

黑升麻可产生类雌激素样效果,调节内分泌平衡,从而有助于缓解更年期失眠、潮热、背部疼痛及情绪失控等不适症状,因此常用于治疗经前期综合征和更年期综合征。

【干扰】

黑升麻活性成分与雌激素受体结合,可能会降低血浆黄体生成素浓度,但不影响卵泡刺激素浓度。一项研究显示,每天口服 8 mg 黑升麻商品化制剂(莉芙敏片)连续 2 个月,黄体生成素浓度显著降低,而卵泡刺激素浓度没有任何变化。而另一项研究显示,黑升麻对黄体生成素、卵泡刺激素、性激素结合球蛋白、雌二醇、催乳素的血浆浓度没有影响。

黑升麻根部提取物可催化异喹胍 4 -羟化代谢。有一项研究选取了 12 名健康志愿者,每天服用 2 次 1 090 mg 黑升麻根部提取物 28 天,结果显示,黑升麻根部提取物对 CYP2D6 活性有轻微抑制作用,而 CYP2D6 可催化异喹胍 4 -羟化代谢。服用黑升麻根部提取物 8 小时,尿异喹胍代谢比值 0.59 与尿异喹胍基础代谢比值 0.64 相比,下降约 7%(异喹胍代谢比值是代谢产物 4 -羟基异喹胍比异喹胍和 4 -羟基异喹胍之和)。尽管这一结果有统计学差异,但在临床上并无意义。

黑升麻的肝损伤作用可导致肝功能指标改变。一个案例报道显示,为了缓解更年期症状,1 名 47 岁女性服用黑升麻 1 周,产生急性肝损伤,需肝移植。其血清肝酶活性和胆红素浓度均升高。谷草转氨酶活性增加到 3 182 U/L(参考区间上限为 35 U/L),是参考区间上限的 91 倍。谷丙转氨酶活性升至 2 295 U/L(参考区间上限为 40 U/L),是参考区间上限的 57 倍。血清 γ -谷氨酰基转移酶活性为 163 U/L(参考区间上限为 50 U/L),是参考区间上限的 3.3 倍。血清胆红素浓度为 335 μmol/L(参考区间上限为 20 μmol/L),是参考区间上限的 16.8 倍。INR 增至 4.6。

16　葫芦巴

葫芦巴又名香草、芸香草、香豆子等,为豆科一年生草本植物,胡芦巴全株有香气,嫩茎叶和花序在民间用作香料佐料,在西北地区较为普遍,成熟种子可入药,是传统中药材之一。葫芦巴含有类固醇皂苷、类黄酮和甾醇等活性物质,其中类固醇皂苷具有降血脂作用。

【功效】

葫芦巴种子入药具有温肾阳、逐寒湿、止痛等功效,可用于治疗多种疾病,如发热、支气管炎、肾虚腰酸、腹胁胀痛、寒湿脚气、疝气、阳痿等。

【干扰】

葫芦巴可降低血糖和血脂浓度。一项研究采用排除冠状动脉疾病的轻度和重度 2 型糖尿病患者,观察葫芦巴对血糖和血脂的影响。

治疗组人员每天服用 5 g 葫芦巴,连续 1 个月。20 名排除冠状动脉疾病的轻度 2 型糖尿病患者空腹血糖从基线值 9.68 ± 0.52 mmol/L 降低至 7.88 ± 0.53 mmol/L($P<0.01$);餐后血糖浓度的下降也具有统计学意义。对照组 20 名安慰剂治疗的轻度 2 型糖尿病患者空腹和餐后血糖浓度均没有统计学差异。而另外 20 名排除冠状动脉疾病的重度 2 型糖尿病患者服用相同剂量葫芦巴 1 个月,空腹和餐后血糖浓度均未显著降低。

同一项试验中,30 名患有冠状动脉疾病、2 型糖尿病的患者和 30 名健康受试者每天服用 5 g 葫芦巴,连续 3 个月,观察葫芦巴对血脂的影响。3 个月后,治疗组血清总胆固醇浓度从初始值 6.2 ± 0.27 mmol/L 降低至 5.8 ± 0.26 mmol/L;血清三酰甘油浓度从 1.81 ± 0.14 mmol/L 降低至 1.53 ± 0.12 mmol/L($P=0.01$);高密度脂蛋白胆固醇升高无统计学意义。安慰剂组血清胆固醇和三酰甘油没有变化。健康对照组血清总胆固醇和三酰甘油浓度下降无统计学意义。相同剂量葫芦巴再服用 1.5 个月,血清胆固醇和三酰甘油浓度变化无显著性差异。

17　金不换

金不换又名三七、血参、山漆、田漆、滇三七等,其性平、味苦、微甘,为五加科人参属植物,主产于云南、广西。金不换含有较多的功能性组分,如无机离子与无机盐类、氨基酸、黄酮类、三七多糖生物碱、抗菌蛋白糖类、聚炔醇类、甾醇成分挥发油、三七素及三七皂苷类等。

【功效】

作为一种重要的中药,金不换在临床上应用十分广泛,其对人体中枢神经系统、免疫系统、生殖泌尿系统及消化系统发挥了较为显著的功效,具有清咽润肺、镇痛消肿、抗炎、保肝利胆、促进造血、抵抗心律失常及止血等功能,主治吐血、咯血、血尿、血痢、产后出血、外伤出血、胸痹心痛、脘胁久痛、血瘀经闭、痛经、产后瘀滞腹痛、疮痈肿痛等。

【干扰】

金不换会使血清中转氨酶活性增强。1 名 70 岁健康女性在服用该草药 31 天后，谷草转氨酶活性升高至 327 U/L，约为参考区间上限 9 倍；谷丙转氨酶活性升高至 408 U/L，接近参考区间上限 6 倍。停药 42 天，谷草转氨酶和谷丙转氨酶活性均恢复至近参考区间。另外两名服用该草药女性谷草转氨酶、谷丙转氨酶活性也有类似变化。金不换导致肝中毒的机制尚不清楚。

18 麻黄

麻黄又名龙沙、麻黄草，是麻黄科麻黄属植物草麻黄、中麻黄或木贼麻黄的干燥草质茎。麻黄在中医临床上的应用已有超过 2 000 年的历史。麻黄始载于《神农本草经》，被列为中品，暗示它具有药用价值，但也会产生不必要的副作用。麻黄至今仍是多种经典中药方剂的组成部分。《中华人民共和国药典》规定麻黄成人水煎剂每天 3~9 g，一般中毒剂量为 30~50 g。2004 年美国 FDA 禁止使用麻黄作为膳食补充剂，毒性研究报告显示麻黄能导致心律失常、癫痫发作、脑卒中和猝死。日本的汉方药也使用麻黄。

【功效】

麻黄的有效成分麻黄碱具有兴奋交感神经系统和中枢神经系统、增加收缩压和舒张压，增加心率，引起外周血管收缩、支气管扩张、兴奋、利尿等作用。因此麻黄具有发汗解表、宣肺平喘、利水消肿的功效，常用于治疗风寒感冒、胸闷喘咳、支气管哮喘等，有极高的药用价值。因其发汗力量峻猛，且国外将其应用于减肥等，故出现了一些不良反应的报道。

【干扰】

麻黄和咖啡因联合应用可导致餐后血糖浓度升高、血钾浓度降低。

最新一项研究采用随机、双盲、三交叉试验观察麻黄和瓜拉纳（咖啡因）联合应用对血液中检测指标的影响。16 名健康成人（8 名男性，8 名女性），分为三个阶段，第一阶段同时口服麻黄和瓜拉纳（23.2 mg 总麻黄碱和 167 mg 来自瓜拉纳种子提取物的咖啡因）；第二阶段服用含 25 mg 麻黄碱和 200 mg 咖啡因的多组分膳食补充剂（仙恩那德胶囊）；第三阶段服用安慰剂。三个阶段均在上午 9 点和下午 2 点给药，给药时间相隔 5 小时。每次服药 3 小时后吃饭。三个阶段之间洗脱期为 1 周。

麻黄-瓜拉纳组和仙恩那德组的餐后血糖浓度较安慰剂组显著升高,而血钾浓度则明显降低。安慰剂组血清葡萄糖曲线下面积$_{0~5小时}$为每小时 16.2 ± 72.9 mg/dL,麻黄-瓜拉纳组为每小时 55.4±68.3 mg/dL($P<0.05$),仙恩那德组为每小时 81.4±46.3 mg/dL($P<0.005$)。与安慰剂组相比,麻黄-瓜拉纳组和仙恩那德组曲线下面积$_{5~10小时}$也显著增加。麻黄-瓜拉纳组可能通过脂肪和骨骼肌细胞增加血糖摄取并刺激葡萄糖的内源性合成使餐后血糖浓度升高。

给药后 2~5 小时麻黄-瓜拉纳组和仙恩那德组血钾比安慰剂组低。麻黄-瓜拉纳组的 3 小时血钾最大下降值为 0.25±0.15 mmol/L,仙恩那德组为 0.28±0.23 mmol/L,安慰剂组为 0.006±0.32 mmol/L($P<0.001$)。16 名受试者中有 15 名至少有 1 次血钾值低于参考区间下限 3.5 mmol/L。有研究者认为麻黄和瓜拉纳(咖啡因)联合应用可引起儿茶酚胺诱导钾离子向细胞内转移。

麻黄可引起谷草转氨酶、谷丙转氨酶、碱性磷酸酶及总胆红素升高。据报道,1 名 33 岁健康女性服用麻黄制剂几天后,出现黄疸,肝功能也发现异常。以下指标出现升高:谷草转氨酶 376 U/L(参考范围 15~37 U/L);谷丙转氨酶 832 U/L(参考范围 30~65 U/L);碱性磷酸酶 178 U/L(参考范围 50~136 U/L);总胆红素 77.0 μmol/L(参考范围<17.1 μmol/L)。1 周后,谷草转氨酶活性进一步升高至 1 332 U/L,谷丙转氨酶升高至 1 586 U/L,总胆红素升高至 136.8 μmol/L,碱性磷酸酶活性基本保持不变。因此患者住院治疗并停止摄入麻黄。4 个月后,其身体状况逐渐好转,肝功能指标也降低至正常水平。由于尚无麻黄和麻黄碱具有肝毒性的报道,故推测可能是该草药中的其他成分或污染物造成的。

19　囊状紫檀

囊状紫檀又名花榈木、花梨木、印度吉纳树、吉纳檀,产于印度马拉巴尔海岸,故又名马拉巴尔紫檀,为豆科植物紫檀属。囊状紫檀含有三种酚类成分囊状紫檀素、紫檀素和紫檀芪,其中有效成分表儿茶酸可能有降血糖作用。

【功效】

囊状紫檀用于印度传统医学阿育吠陀(印度医学体系的一部分),其树皮提取物用于治疗 2 型糖尿病。

【干扰】

囊状紫檀可降低血糖浓度。一项四中心可变剂量公开临床试验以初诊或治疗前的 2 型糖尿病患者为研究对象,证实了该药物的降血糖功效。本研究中给予患者口服剂量每天 2~4 g 的囊状紫檀树皮提取物,持续 12 周。起初 4 周先给予患者每天 2 g 的口服剂量。如果随后 4 周血糖不受控,如>6.67 mmol/L 或餐后血糖超过 10 mmol/L,那么后续 4 周可将剂量增加至每天 3 g。如患者每天 3 g 的剂量下血糖失控则在后续 4 周调整剂量为每天 4 g。93 例患者 12 周临床试验研究中,平均血糖从 8.4 ± 0.96 mmol/L 降至 6.6 ± 1.28 mmol/L,显著下降 1.78 mmol/L($P < 0.001$)。餐后血糖也平均下降 2.5 mmol/L,从 12.0 ± 1.19 mmol/L降至9.49 ± 1.62 mmol/L。73%的患者仅需每天 2 g 囊状紫檀即可在 12 周内达到血糖控制的目标,而 16%的患者需要 3 g,仅 10%的患者需要 4 g。平均糖化血红蛋白水平在 12 周的实验最后仅从 $9.8\% \pm 1.0\%$ 降至 $9.4\% \pm 0.9\%$,仅降低 0.4%($P < 0.001$),无统计学意义,也无临床意义。仅 7%的患者在试验末期达到糖化血红蛋白控制的目的,可能是由于研究周期太短。

20　人参

　　人参、西洋参是我国传统的名贵中药材,二者均为五加科人参属中重要的药用植物。两种药材植物亲缘关系相近,但人参、西洋参属于同属不同种的植物,人参来源于五加科植物人参的干燥根和根茎,主产于我国吉林、辽宁、黑龙江等地。西洋参来源于五加科植物西洋参的干燥根,进口西洋参主产于美国和加拿大。人参和西洋参化学成分基本相似,均以人参皂苷和人参炔醇为主要活性成分。人参炔醇和人参皂苷 Ro、Rg1 和 Rg2 具有抗血小板作用。人参炔醇可抑制血栓素形成进而显示出其抗血小板活性的作用。

　　人参又名亚洲参,在美国应用普遍。其他类型的人参如美国人参又名西洋参,西伯利亚人参又名刺五加。干人参根含有至少 13 种不同的人参皂苷,活性成分是三萜皂苷。西伯利亚人参的根部含有木脂素和香豆素衍生物。

【功效】

　　人参、西洋参共同归为具有滋补作用的人参类药物。人参、西洋参在中医功能主治上同为补气类药,均具有较强的滋补作用,但两种药物在药性和功效上又有很大的区别,人参微温而不甚燥热,药力强大,为补气强身之要药,具有大补元气、强心固脱、补脾益肺、安神生津的功效,主治体虚欲脱、肢冷脉微、肺虚咳喘、脾虚食少、津伤口渴、内热消咳、惊悸失眠、久病虚羸和阳痿、宫冷等。西洋参苦寒清泄,甘寒凉补,入心、肺、肾经,为寒补之品;具有补肺阴、清火、养胃生津的功效,主治肺虚咳血、潮热、肺胃津亏、烦渴、气虚等。

【干扰】

　　据报道人参可降低 2 型糖尿病患者的空腹血糖浓度。在一项双盲安慰剂对照研究中,将 36 名初诊为 2 型糖尿病的患者(16 名男性,20 名女性)分为三组,每组 12 人,患者平均年龄 59 岁,年龄范围 48~66 岁(三组之间年龄无统计学差异)。安慰剂组不服用人参。另两组分别每天服用 100 mg 或 200 mg 的人参,治疗 8 周。8 周结束时,100 mg 剂量组的空腹血糖浓度为 7.7±0.9 mmol/L;200 mg 剂量组的空腹血糖浓度为 7.4±1.1 mmol/L;而安慰剂组的空腹血糖浓度为 8.3±1.3 mmol/L,差异具有统计学意义($P<0.05$)。研究结果表明人参可降低空腹血糖水平。200 mg 剂量组随着血糖浓度的降低,糖化血红蛋白 A1c 值也出现下降。200 mg 剂量组糖化血红蛋白 A1c 为 6.0%±0.3%,与安慰剂组的 6.5%±1.7% 相比,差异具有统计学意义($P<0.05$)。有学者采用糖尿病和葡萄糖负荷正常的小鼠进行研究,结果表明人参降糖作用跟人参的五种聚糖相关,其可能会刺激胰岛素分泌。

人参可降低血清氨基末端 B 型脑钠肽前体浓度。在上述研究中,200 mg 剂量人参组血清氨基末端 B 型脑钠肽前体浓度为 3.7±2.1 μg/L,与安慰剂组的 3.9±0.9 μg/L 相比,差异具有统计学意义($P<0.05$),表明高剂量的人参可减少胶原合成,具有抗动脉粥样硬化的作用。

人参还可降低餐后血糖。一项研究纳入 10 名非糖尿病受试者和 9 名 2 型糖尿病受试者,在口服 25 g 葡萄糖前 40 分钟或者口服葡萄糖的同时,随机服用 3 g 人参(西洋参)胶囊或者安慰剂。与安慰剂组相比,非糖尿病受试者仅在口服葡萄糖前 40 分钟服用人参时血糖曲线下面积$_{0\sim\infty}$下降 18%±31%($P<0.05$)。而 2 型糖尿病患者无论是口服葡萄糖前 40 分钟服用人参(下降 19%±22%)还是口服葡萄糖的同时服用人参(下降 22%±17%),血糖曲线下面积$_{0\sim\infty}$均显著下降($P<0.05$)。

人参可导致袢利尿剂(如呋塞米)功效降低。1 名患有水肿和高血压的患者证实了此观点。

人参可抑制钙通道阻滞剂的代谢,其机制可能是人参通过抑制 CYP1A4 同工酶从而抑制钙通道阻滞剂的代谢。据报道,健康受试者服用人参后硝苯地平峰浓度增加了 30%。

人参与华法林同时使用可导致凝血检测指标异常。1 名 47 岁心脏机械瓣膜置换术的男性患者经华法林治疗 5 年多病情稳定,在服用人参 2 周后开始出现问题。其 INR 从服用人参前的 3.1 降至 1.5,停止服用人参后,INR 在 2 周内上升至 3.3。

人参可降低血醇浓度。其机制是人参通过增加肝脏中的乙醇和醛脱氢酶浓度来降低血醇浓度,并且通过诱导微粒体酶,提高血醇的清除率。

人参皂苷通过激活脂蛋白脂肪酶降低血乳糜微粒、三酰甘油、胆固醇和极低密度脂蛋白的浓度。

另外,单胺氧化酶抑制剂如苯乙肼的浓度也受人参摄入的影响。

21　桑菊饮

桑菊饮为吴鞠通所创,首载于《温病条辨》,由桑叶、菊花、杏仁、连翘、薄荷、桔梗、生甘草、芦根 8 味中药组成。传统用于治疗风温初起所致的咳嗽、口微渴、身热不甚、脉浮数等表热轻证。

【功效】

桑菊饮具有辛凉解表、疏风清热、宣肺止咳之功效,主治风温初起。方中桑叶、菊花甘凉轻清,疏散上焦风热,且桑叶善走肺络、清泻肺热为主药。辅以薄荷助桑叶、菊花疏散上焦之风热;杏仁、桔梗以宣肺止咳;连翘苦寒清热解毒,芦根甘寒清热生津止渴,共为佐药;生甘草调和诸药。临床可用于细菌感染、病毒感染、免疫力低下所致多种疾病的治疗,如咳嗽、上呼吸道感染、发热、肺炎、急慢性支气管炎等。

【干扰】

桑菊饮与玉屏风散联合使用具有免疫调节的作用。一项研究中,35 名健康志愿者同时口服桑菊饮和玉屏风散 14 天。两种配方共含有 12 种草药(甘草根、桔梗根、黄芩根、紫云英根、防风根、桑叶、大叶青、菊花、苦杏仁、连翘、芦根和薄荷)。15 天后 T 淋巴细胞 CD4/CD8 比值从初始平均值 1.31 ± 0.50 显著升高至 1.41 ± 0.63($P < 0.02$),停药 14 天,CD4/CD8 比值恢复到与初始值相近的水平(1.32 ± 0.47,$P < 0.05$)。

22　沙巴棕

沙巴棕,又名锯棕榈、锯叶棕,属棕榈科灌木植物,高 $0.6 \sim 2.1$ m,通常生长在北美洲气候炎热的地区。锯叶棕果为核果,长 $1.5 \sim 3$ cm,直径 $15 \sim 20$ mm,长卵形,$5 \sim 6$ 月时为黄绿色,$9 \sim 10$ 月成熟时为蓝黑色,每个花序产 $4 \sim 5$ kg 果实。其富含各种脂肪酸和挥发油,主要有油酸、月桂酸、肉豆蔻酸、棕榈酸、亚油酸、硬脂酸、亚麻酸等成分。

【功效】

锯叶棕的果实有抗菌消炎、祛痰平喘、镇静、解痉、调节内分泌、催欲生精、促进乳房生长发育和泌乳、利尿、促进食欲及抗肿瘤之效,可用于治疗乙醇中毒、头痛、神经痛、胃痛、脱发、贫血、感冒、百日咳、腹泻和痢疾、糖尿病、肾病、排尿困难(尿痛)、尿失禁、尿道炎和膀胱炎、睾丸炎和附睾炎、睾丸萎缩、前列腺增生、阳痿、不育、淋病、卵巢萎缩、乳腺萎缩、痛经、痔、虹膜炎、咽喉炎、支气管炎、臭鼻症和风湿病等。

【干扰】

沙巴棕具有雌性激素作用和抗雄性激素作用,可引起肝中毒。1 名 65 岁男性服用沙巴棕,2 周后导致严重的肝损伤和黄疸。其血清谷草转氨酶升高至 1 238 U/L,谷丙转氨酶活性升高至 1 364 U/L,γ-谷氨酰氨基转移酶升高至 391 U/L,胆红素升高至 140.2 μmol/L。停用 3 个月,这些指标才恢复至正常水平。

23　十全大补汤

十全大补汤含有 10 种中草药,以人参和地黄根(熟地黄)为主药,还有当归、白芍、白术、茯苓、肉桂、黄芪、川芎和甘草。

【功效】

十全大补汤即四君子汤和四物汤加黄芪、肉桂。四君子汤健脾益气,四物汤滋肾补血,黄芪、肉桂益肾补阳。十全大补汤主治气血两虚,可增强新陈代谢,提高机体免疫力,促进造血功能。

【干扰】

十全大补汤可促进造血功能,升高血红蛋白浓度。口服十全大补汤对干扰素/利巴韦林联合治疗慢性丙型肝炎患者的作用的研究发现,该制剂对干扰素/利巴韦林治疗期间发生溶血性贫血的患者有积极作用。一项实验中 32 名患者在进行干扰素/利巴韦林治疗的同时服用了十全大补汤,其余 35 名患者仅采用干扰素/利巴韦林治疗。单独接受干扰素/利巴韦林治疗的患者中有 42.8%(15/35)的患者发生严重贫血,其血红蛋白浓度降低至 100 g/L,因而需要减量或停用利巴韦林。即使是血红蛋白浓度>150 g/L 的患者行干扰素/利巴韦林治疗后也有 55%(6/11)的患者发生了严重的贫血,需要减少或停用利巴韦林。与之相比,服用了十全大补汤同时进行干扰素/利巴韦林治疗的人中仅有 13%(4/32)的患者由于严重贫血需要减少或停用利巴韦林。而初始血红蛋白浓度>150 g/L 的患者,在接受十全大补汤及干扰素/利巴韦林联合治疗时,无须减少利巴韦林的剂量。十全大补汤中的成分能够刺激骨髓造血,改善贫血症状,有利于提高干扰素/利巴韦林治疗的功效。

24　匙羹藤

匙羹藤也称武靴藤、羊角藤、金刚藤,为萝摩科匙羹藤属植物,在我国广东、广西、福建、云南、台湾广泛分布。对匙羹藤的成分研究主要集中在叶与茎,现已分离出皂苷类、蛋白质类、糖类及甾醇类化合物。现代药理学研究表明,匙羹藤主要活性成分匙羹藤酸,属于皂苷类化合物,具有抑制甜味反应、降糖和抗龋的作用。其降糖机制为一方面减少机体对葡萄糖的吸收,一方面对胰岛细胞有保护作用,促进胰岛 B 细胞的恢复和再生。

【功效】

匙羹藤性平、味苦,其根有消肿解毒、清热凉血的功效,用于治疗痈肿疮毒、乳腺炎等;其嫩枝叶能生肌消肿,治疗外伤。匙羹藤复方剂还有降脂的功效,能够降低高脂血症大鼠血清总胆固醇和三酰甘油的含量。

【干扰】

匙羹藤提取物有降糖作用。在一项研究中,22 名 2 型糖尿病患者在服用传统降糖药物的同时每天口服 400 mg 匙羹藤叶子提取物的活性成分 GS$_4$,18 ~ 20 个月后,其空腹血糖浓度由初始平均值 9.67 ± 0.39 mmol/L 降至 6.94 ± 0.28 mmol/L,下降 28.7%,糖化血红蛋白水平也显著降低,由初始的 11.91% ± 0.30% 降低至 8.48% ± 0.13%。而仅口服降糖药的对照组血糖降低不明显。

另一项研究中,对 1 型糖尿病患者,除胰岛素治疗外,每天口服 400 mg GS$_4$,其葡萄糖、糖化血红蛋白、淀粉酶、胆固醇、三酰甘油和游离脂肪酸水平降低,C-肽浓度升高。对 27 名 1 型糖尿病患者进行胰岛素治疗同时给予 GS$_4$,6 ~ 8 个月后空腹血糖浓度由 12.89 ± 0.68 mmol/L 降低至 9.83 ± 0.80 mmol/L,16 ~ 18 个月后降低至 8.33 ± 0.64 mmol/L,而单独使用胰岛素治疗的对照组无显著变化。服用 GS$_4$ 的患者糖化血红蛋白经 6 ~ 8 个月后由初始值 12.8% ± 0.4% 降低至 9.5% ± 0.3%,16 ~ 18 个月后降低至 9.0% ± 0.5%,26 ~ 30 个月后进一步降低至 8.2% ± 0.9%。相比之下,仅使用胰岛素治疗的患者在治疗 10 ~ 12 个月后,从初始值 12.7% ± 1.4% 降低至 11.8% ± 0.4%,差异不显著。有数据表明,GS$_4$ 可提高接受胰岛素治疗中的 1 型糖尿病患者的血糖控制能力。接受 GS$_4$ 治疗的患者,经 16 ~ 18 个月后血清淀粉酶活性,由初始值 197 ± 9 U/L 降低至 146 ± 1 U/L,而仅接受胰岛素治疗的患者无显著降低。淀粉酶活性的降低表明 GS$_4$ 可以通过改善残余 B 细胞功能逆转胰腺腺泡萎缩和由此导致的胰腺炎。服用 GS$_4$ 的患者经 20 ~ 24 个月治疗后血浆胆固醇从 5.33 ± 0.36 mmol/L 降低至 4.55 ± 0.13 mmol/L,血浆三酰甘油从 1.51 ± 0.05 mmol/L 降低至 1.21 ± 0.07 mmol/L,血浆游离脂肪酸从 2.94 ± 0.09 mmol/L 降低至 2.52 ± 0.09 mmol/L,而仅使用胰岛素治疗的患者无显著性改变。仅接受胰岛素治疗的患者经过 GS$_4$ 治疗 16 ~ 18 个月后,L-肽浓度由初始值 105 ± 5 pmol/L 升高至 185 ± 3 pmol/L。

25　水飞蓟

水飞蓟又名水飞雉、奶蓟、老鼠筋等,属菊科水飞蓟属植物,在中国大部分地区都有栽培,以其干燥成熟的果实入药。水飞蓟主要有效成分为水飞蓟素,水飞蓟素的主要活性成分有水飞蓟宾、异水飞蓟宾、水飞蓟亭和水飞蓟宁等四种同分异构体。水飞蓟宾是水飞蓟素中活性最强的,因此,水飞蓟按其水飞蓟宾含量进行标准划分。

【功效】

水飞蓟具有抗肝中毒、保护肝细胞、抑癌等功效,可用于治疗乙醇性肝病、病毒性肝炎、胆囊炎等。水飞蓟抗肝中毒作用是由于水飞蓟素可抑制肝细胞微粒体的细胞色素 P-450 酶系,而肝细胞微粒体的细胞色素 P-450 酶的抑制是避免药物毒素形成的原因,可以阻止对肝脏有毒害作用的中间物质的形成。此外,水飞蓟素还能促进解毒反应所需的谷胱甘肽的形成。水飞蓟保护肝细胞的作用归因于水飞蓟素可通过改变外部肝细胞膜的方式阻止有毒基质进入细胞内。水飞蓟的抑癌作用是基于水飞蓟素可通过肿瘤坏死因子和核转录因子,以及引入多种细胞周期蛋白依赖性激酶抑制剂来抑制癌基因。并且,水飞蓟素能够阻止肿瘤细胞 G_1 期。

【干扰】

水飞蓟可降低谷草转氨酶及谷丙转氨酶活性。在一项针对酗酒导致的 106 例轻度亚急性肝病患者的研究中,受试者每天摄入 420 mg 水飞蓟素 4 周后,血清中的谷草转氨酶和谷丙转氨酶活性明显降低。对 97 名治疗前所有转氨酶水平均升高的患者进行为期 4 周的研究。在使用草药治疗前,所有人强制禁酒。治疗组 47 例,对照组 50 例。治疗前两组转氨酶平均活性相似。治疗组谷草转氨酶活性为 89.8 U/L,对照组为 73.9 U/L。治疗后,中药组的平均谷草转氨酶水平降低至 38.2 U/L,降低约 57.5%;对照组的平均谷草转氨酶水平降低至 51.2 U/L,降低约 30.7%。在治疗前,治疗组的谷丙转氨酶活性为 152.3 U/L,对照组为 107.5 U/L。在治疗后,治疗组谷丙转氨酶水平降低至 57.5 U/L,降低 62.2%;对照组谷丙转氨酶水平在 4 周后仅降低 16.1%,具有显著性差异。水飞蓟素治疗组患者血清总胆红素和结合胆红素浓度也都有所降低,但无显著性差异。

水飞蓟可降低血胆固醇浓度。研究证实,水飞蓟素可通过抑制脂质过氧化而降低总胆固醇和高密度脂蛋白胆固醇浓度。

26　穗花牡荆

穗花牡荆又名穗花黄荆、贞节树,为马鞭草科牡荆属下的一种植物。穗花牡荆含有类固醇和芳香烃类等多种有机物。

【功效】

《名医别录》记载牡荆子性味苦、辛、平,可解表、祛痰、解毒化湿,主治咳嗽气喘、胃痛、泄泻、痢疾、疝气痛、脚气肿胀、白带、白浊。牡荆叶还可主治伤风感冒、蛇虫咬伤等。穗花牡荆是卵巢刺激剂,中世纪时一度被作为催情药。

【干扰】

穗花牡荆可升高血清性激素浓度,如卵泡刺激素、黄体生成素、雌二醇。1 名32 岁,正接受自然周期体外受精试验女性在经前期和卵泡早期前服用穗花牡荆草药制剂。穗花牡荆摄入使血清性激素浓度升高,血清卵泡刺激素为 12.5 IU/L(卵泡期正常值为<10.5 IU/L),黄体生成素为 14 IU/L(黄体期正常值为<9 IU/L),雌二醇为 2 425 pmol/L(卵泡期正常值为<600 pmol/L)。停用该草药制剂后,检测其黄体中期血清孕酮升高至 110 nmol/L(黄体期正常值为 30~53 nmol/L)。卵泡刺激素和黄体生成素升高可能由于该药作用于下丘脑、垂体产生抗雌激素效应。

27　太阴调胃汤

太阴调胃汤出自《东医寿世保元》。太阴调胃汤由薏苡仁、干栗、莱菔子、五味子、麦冬、石菖蒲、桔梗、麻黄 8 味中药组成。

【功效】

太阴调胃汤专为太阴人表寒证而设,可补肺调胃、驱邪消食。该药是韩国应用最普遍的草本配方,常用于治疗肥胖。

【干扰】

太阴调胃汤可降低血清瘦素浓度。在一项肥胖儿童研究中,对 14 名男孩和 8 名女孩(年龄 11.0±2.62 岁)给予该草药口服治疗,每天 3 次,餐后服用30 天,血清瘦素浓度显著下降($P<0.01$),从 14.91±6.59 ng/mL 下降至 12.24±4.98 ng/mL。伴血清瘦素下降还有体重减轻和肥胖缓解,而血清总胆固醇从5.05±0.81 mmol/L 下降至 4.75±0.86 mmol/L,并无显著意义。

28　温经汤

温经汤出自汉代张仲景《金匮要略·妇人杂病脉证并治》,又名大温经汤,在日本汉方药中称为"Unkei-To"。温经汤由肉桂皮、牡丹皮、生姜、蛇床子、吴茱萸、芍药、当归、甘草根、半夏、麦冬、人参11味中药组成。

【功效】

温经汤可温经养血、活血调经,主治瘀血阻滞,冲任虚寒所致经水淋漓不止,暮即发热,少腹里急,腹满,手掌烦热,唇口干燥,或妇人少腹寒,久不受胎,或月水过多,以及至期不来。温经汤可用于治疗排卵障碍及不孕症。

【干扰】

温经汤可降低血浆黄体生成素浓度。一项研究中64名患有多囊卵巢综合征的无排卵女性接受为期8周的不孕症治疗,分别使用两种日本替代方剂,43人服用当归芍药散,21人服用桂枝茯苓丸。8周后服用两种制剂的任意一组均未见血浆黄体生成素下降。64人中54人在8周治疗后未能排卵。随机分配其中27人接受温经汤治疗,其余27人继续接受起初的日本汉方疗法。经8周温经汤治疗,从当归芍药散转组的患者血浆黄体生成素下降了58.2%($P<0.0001$),从桂枝茯苓丸转组的患者黄体生成素下降了49.4%($P=0.0005$)。温经汤治疗组患者排卵率升高了59.3%,而当归芍药散或桂枝茯苓丸治疗组仅升高7.4%。

温经汤可显著升高血浆卵泡刺激素、黄体生成素、雌二醇浓度。115例闭经女性使用温经汤治疗8周,发现血浆卵泡刺激素、黄体生成素、雌二醇显著升高。

29 逍遥丸

逍遥丸是出自宋《太平惠民和剂局方》中的经典名方,由柴胡、当归、芍药、白术、茯苓、炙甘草、薄荷和生姜8味中药组成。该方剂的主要成分为柴胡。

【功效】

逍遥丸出自《太平惠民和剂局方》,脱胎于《伤寒论》的四逆散和当归芍药散两方之法,可疏肝健脾、养血调经,用于肝气不舒、胸肋胀痛、头晕目眩、食欲减退、月经不调。可用于治疗肝郁脾虚证。

【干扰】

逍遥丸可显著升高血浆β-内啡肽浓度,降低血浆肾上腺素、多巴胺浓度。一项58例肝郁脾虚证的研究中,41人口服逍遥丸1个月,其余17人口服另一中药制剂知柏地黄丸1个月作为对照组。逍遥丸组可见血浆β-内啡肽浓度显著升高约32%($P<0.01$)。与此相反,血浆肾上腺素、多巴胺浓度显著降低,分别约

44%和36%($P<0.01$)。

逍遥丸可调节神经内分泌系统,对肝郁脾虚证患者有较好的临床疗效。

30　银杏叶

银杏又名白果,属银杏科银杏属的药食同源植物,原产我国,是当今地球上最古老的树种之一,其叶、种仁和外种皮都含药用成分,被称为"全身都是宝的活化石",特别是银杏叶提取物及其制剂在治疗心脑血管疾病和阿尔茨海默病等方面有独特的疗效。国际上标准生产的银杏叶制剂含有两种主要有效成分:22%~27%黄酮醇苷(槲皮素、山奈酚和异鼠李素)和5%~7%总萜内酯(银杏内酯 A、银杏内酯 B、银杏内酯 C 和白果内酯)。

【功效】

银杏叶具有扩张心脑血管、改善微循环、改善血清胆固醇及磷脂比例、降血压、消炎、抗氧化、改善认知等功效,临床上主要用于心脑血管疾病,如高脂血症、高血压、冠状动脉粥样硬化性心脏病(以下简称冠心病)、脑外伤后遗症、脑栓塞等,以及老年性轻度至中度痴呆。银杏叶中银杏内酯 B 可抑制血小板活化因子(PAF),具有消炎作用。银杏叶中黄酮类化合物具有抗氧化作用——清除自由基,防止脂质过氧化,此功效可保护大脑免受氧化损伤。

【干扰】

银杏叶制剂不影响细胞色素 P - 450 同工酶 CYP2D6、CYP3A4、CYP1A2、CYP2E1 活性,但能诱导 CYP2C19 亚型活性。国内一项研究显示,银杏叶制剂通过诱导 CYP2C19 活性影响奥美拉唑药代动力学。奥美拉唑是治疗各种胃肠道疾病的质子泵抑制剂,主要由 CYP2C19 代谢为 5-羟奥美拉唑。银杏叶治疗后,奥美拉唑及砜缀合物(奥美拉唑砜)血浆浓度显著下降,而代谢产物 5-羟奥美拉唑浓度升高。在这项研究中,按 CYP2C19 基因型将 18 名健康受试者分为 6 名纯合子强代谢者,5 名杂合子强代谢者,7 名弱代谢者,所有受试者连续 12 天,每天 2 次服用 140 mg 银杏叶制剂,银杏叶治疗前、后,口服 40 mg 奥美拉唑,结果显示纯合子强代谢者奥美拉唑血浆最大浓度从基线 0.69 ± 0.27 μg/mL 降低至 0.48 ± 0.27 μg/mL($P<0.05$),杂合子强代谢者从 0.98 ± 0.26 μg/mL 降低至 0.60 ± 0.14 μg/mL($P<0.01$),弱代谢者从 2.36 ± 0.33 μg/mL 降低至 1.28 ± 0.60 μg/mL($P<0.01$)。纯合子强代谢者奥美拉唑平均血浆曲线下面积$_{0\sim\infty}$[μg/(mL·h)]下降41.5%($P<0.01$),杂合子强代谢者下降27.2%($P<0.05$),弱代谢者下降40.4%($P<0.01$)。纯合子强代谢者奥美拉唑砜平均血浆曲线下面积$_{0\sim\infty}$

[$\mu g/(mL \cdot h)$]下降 41.2%（$P<0.01$），杂合子强代谢者和弱代谢者也下降 36%（$P<0.05$）。相反，奥美拉唑羟基化代谢物 5-羟奥美拉唑平均血浆曲线下面积$_{0 \sim \infty}$[$\mu g/(mL \cdot h)$]以基因依赖性方式升高，纯合子强代谢者升高 37.5%，杂合子强代谢者升高 100.7%，弱代谢者升高 232.4%（$P<0.05$），研究提示银杏叶制剂可能诱导奥美拉唑羟基化而非磺基化。

银杏叶提取物可降低甲苯磺丁脲曲线下面积$_{0 \sim \infty}$，提高咪达唑仑曲线下面积$_{0 \sim \infty}$。一项研究纳入 10 名男性健康志愿者，观察银杏叶提取物对第一代口服磺脲类降血糖药甲苯磺丁脲和咪达唑仑药代动力学的影响。受试者先服用 125 mg 甲苯磺丁脲，再服用 8 mg 咪达唑仑，治疗前后服用银杏叶提取物 28 天。服用银杏叶提取物后，甲苯磺丁脲血浆曲线下面积$_{0 \sim \infty}$由每小时 179±65 $\mu g/mL$ 显著降低至每小时 150±35 $\mu g/mL$，下降 16%（$P<0.05$）。甲苯磺丁脲血浆曲线下面积下降是由于银杏叶诱导肝脏 CYP2C9 同工酶活性。银杏叶减弱了甲苯磺丁脲的降糖作用。相反，服用银杏叶提取物后，咪达唑仑血浆曲线下面积$_{0 \sim \infty}$从每小时 167±104 ng/mL 升高至每小时 208±101 ng/mL，升高 25%（$P<0.006$）。咪达唑仑血浆曲线下面积$_{0 \sim \infty}$升高是由于银杏叶提取物抑制了肝脏和肠道中 CYP3A4 同工酶活性。

银杏叶能提高糖尿病患者胰腺 B 细胞功能，导致胰岛素和 C-肽升高。一项研究纳入了 20 名受试者（6 名男性，14 名女性，年龄 21~57 岁），每天服用 120 mg 银杏叶提取物 3 个月，观察银杏叶提取物对正常葡萄糖耐受个体和 2 型糖尿病患者胰腺 B 细胞功能的影响。研究显示，服用银杏叶提取物 3 个月，空腹血浆胰岛素从服药前 62.69±20.90 pmol/L 升高至 76.62±34.83 pmol/L（$P=0.01$）。75 g 口服葡萄糖耐量试验血浆胰岛素曲线下面积$_{1 \sim 120分钟}$[$\mu U/(mL \cdot h)$]从基线的 136±55 升高至 162±94，但差异无统计学意义（$P=0.12$）。差异不显著可能与银杏叶诱导胰岛素代谢清除率增加有关。在此研究中，银杏叶提取物治疗 3 个月，空腹血浆 C-肽浓度从治疗前 0.40±0.26 pmol/L 升高至 0.70±0.28 pmol/L（$P<0.001$）。75 g 口服葡萄糖耐量试验血浆 C-肽曲线下面积$_{1 \sim 120分钟}$[$ng/(mL \cdot h)$]从基线 9.67±5.34 升高至 16.88±5.20（$P<0.001$）。胰岛素与 C-肽曲线下面积$_{0 \sim \infty}$不同，表明银杏叶提取物可增加胰岛素清除率，但不增加 C-肽肾脏清除率。另一项研究纳入了 12 名高胰岛素血症（血浆曲线下面积$_{1 \sim 120分钟}$>每小时 100 $\mu U/mL$）和 8 名胰岛素耗竭（血浆曲线下面积$_{1 \sim 120分钟}$<每小时 100 $\mu U/mL$）的 2 型糖尿病患者，每天服用 120 mg 银杏叶提取物 3 个月，观察银杏叶提取物对胰腺 B 细胞功能影响。12 名高胰岛素血症患者中，6 名患者采用银杏叶提取物治疗并控制饮食，另外 6 名患者同时服用银杏叶提取物和降糖药。3 个月后，口服降糖药的受试者75 g 口服葡萄糖耐量试验血浆胰岛素曲线下面积$_{1 \sim 120分钟}$[$\mu U/$

（mL·h）］从基线 199±33 显著降低至 142±58（$P<0.05$）。胰岛素曲线下面积降低可能与银杏叶诱导肝脏中胰岛素清除率增加有关，也可能是降糖药的作用。饮食控制的受试者血浆胰岛素曲线下面积$_{0\sim\infty}$变化无统计学差异。8 名胰岛素耗竭的 2 型糖尿病患者口服降糖药和银杏叶提取物。血浆胰岛素曲线下面积$_{1\sim120分钟}$［μU/（mL·h）］从 51±29 显著升高至 86±47（$P<0.002$）。研究表明，银杏叶提取物能显著提高胰岛素耗竭患者胰腺 B 细胞葡萄糖负荷应答功能。血浆 C-肽曲线下面积$_{1\sim120分钟}$［ng/（mL·h）］跟血浆胰岛素曲线下面积$_{0\sim\infty}$相同，也从治疗前 7.2±2.8 显著升高至 13.7±6.8。

银杏叶与西洛他唑联合给药可显著延长出血时间。一项随机、开放、交叉试验纳入 10 名健康男性志愿者观察银杏叶和西洛他唑与银杏叶和氯吡格雷间的相互作用。西洛他唑是一种磷酸二酯酶抑制剂。氯吡格雷是一种抗血小板药物。与两种药物中任一种单独给药获得的结果相比，以二磷酸腺苷和胶原作为诱导剂，银杏叶联合西洛他唑或氯吡格雷对血小板聚集抑制作用无统计学意义。但银杏叶与西洛他唑联合给药时，出血时间可显著延长（$P<0.05$）。

银杏叶可降低机体对华法林的反应，但一项随机双盲、安慰剂对照交叉研究发现，银杏叶与华法林没有相互作用。该研究纳入了 24 名长期采用华法林治疗的患者（10 名男性，14 名女性，年龄 33～79 岁，平均年龄 64.5 岁），口服 100 mg 银杏叶。银杏叶治疗组 INR 为 2.7±0.38，安慰剂对照组国际标准化比率值为 2.7±0.36，差异无统计学意义。银杏内酯 B 长期使用还可能导致出血，因为其是银杏的一种成分，是血小板活化因子抑制剂。华法林治疗的患者接受银杏叶提取物治疗时需密切监测。银杏叶摄入已被证明可以延长出血时间。

短期使用银杏叶制剂不影响氟比洛芬的药代动力学。氟比洛芬是一种非甾体抗炎药物，是 CYP2C9 同工酶。在一项随机、双盲、安慰剂对照交叉研究中，11 名健康志愿者先服用 120 mg 银杏叶制剂或安慰剂 3 次，随后再服用 100 mg 氟比洛芬。研究显示，与安慰剂组相比，氟比洛芬的药代动力学（峰浓度、曲线下面积$_{0\sim\infty}$和口服清除率）没有显著变化，因此短期使用银杏叶制剂不会抑制 CYP2C9 同工酶活性。

银杏叶不影响噻氯匹定的药代动力学。噻氯匹定是抑制血小板聚集的二磷酸腺苷受体拮抗剂，主要用于预防脑血管、心血管及周围动脉硬化伴发血栓栓塞性疾病。一项研究纳入 8 名健康志愿者，受试者先每天服用 120 mg 银杏叶制剂 3 天，第 4 天同时服用 250 mg 噻氯匹定。银杏叶治疗组与单独接受噻氯匹定治疗的对照组结果相比，银杏叶不影响噻氯匹定的药代动力学（峰浓度和曲线下面积$_{0\sim\infty}$）。从研究结果推测，银杏叶制剂不影响肠道中有机阴离子转运多肽-B 对噻氯匹定的摄取。有机阴离子转运多肽是一组介导药物和内源性化合物摄取膜溶质载体。肠道中有机阴离子转运多肽介导药物摄取的抑制可降低依赖于该载体转运的血药浓度。

银杏叶不影响多奈哌齐代谢。由于银杏可用于改善认知功能,所以有可能与多奈哌齐相互作用,多奈哌齐是一种中枢性和选择性作用的乙酰胆碱酯酶抑制剂,也用于治疗认知障碍和记忆丧失。阿尔茨海默病患者每天服用 5 mg 多奈哌齐和 90 mg 银杏叶提取物 30 天,结果显示银杏叶治疗前后或治疗停止 4 周,血浆多奈哌齐浓度无显著性变化。银杏叶可能对由 CYP2D6、CYP3A4 亚型催化的多奈哌齐代谢没有影响。

31 洋车前子

洋车前子,又名欧车前,其茎粗短,叶长椭圆形,种子含珊瑚木苷、脂肪、黏胶质等,是一种纯天然植物纤维来源,可吸收数倍于其质量的水分,形成果冻状的黏稠物质。洋车前子原产于伊朗和印度,药用部位为种子,种子与水混合形成黏性物质,具膨胀性的轻泻作用。

【功效】

在传统医用疗法中,洋车前子用于治疗便秘、溃疡和高血压等症状。痔疮、肛裂、肛门直肠术者和孕妇口服洋车前子种子具有软化大便作用,还可用于治疗腹泻、肠易激综合征、痢疾和癌症,降低升高的胆固醇。

【干扰】

洋车前子有降低血糖和脂蛋白作用。一项为期 8 周的双盲安慰剂对照研究显示,2 型糖尿病饮食控制患者或饮食加药物(格列本脲或二甲双胍)患者,每天 2 次服用 5.1 g 洋车前子,空腹血糖、糖化血红蛋白、高密度脂蛋白胆固醇浓度均得到有效控制。另一个实验中,27 名患者服用洋车前子,22 名患者服用安慰剂(微晶纤维素)治疗。8 周后治疗组空腹血糖浓度从 11.56 ± 0.70 mmol/L 降低至 8.64 ± 0.53 mmol/L,平均降低 25.3%,与对照组比较差异有统计学意义($P < 0.05$)。糖化血红蛋白水平从 $10.5\% \pm 0.7\%$ 降低至 $8.9\% \pm 0.2\%$,和初始值相比平均降低 15.2%,有统计学差异($P < 0.05$)。高密度脂蛋白胆固醇浓度从 1.04 ± 0.06 mmol/L 升高至 1.11 ± 0.05 mmol/L,和对照组相比有显著差异。而对照组空腹血糖浓度从 9.94 ± 0.60 mmol/L 升高至 12.00 ± 1.40 mmol/L,糖化血红蛋白水平从 $9.1\% \pm 0.5\%$ 升高至 $10.5\% \pm 0.6\%$。高密度脂蛋白胆固醇浓度从 1.26 ± 0.10 mmol/L 降低至 0.94 ± 0.06 mmol/L。

第二节　食物的功效和干扰

01 大豆蛋白

大豆蛋白是从大豆中提取得到的,大豆又名黄豆、黄大豆,属豆科大豆属植物,大豆蛋白以多种形式存在于豆奶、豆腐乳、大豆酸奶、豆腐、味增酱和豆豉等食物中。除此之外,干豆也是大豆蛋白的来源。大豆蛋白中含有大豆异黄酮类蛋白,如植物雌激素、大豆黄素、黄豆素;还含有皂素、纤维素、蛋白酶抑制剂和植酸。

【功效】

大豆食品在亚洲国家被广泛食用,近年来在西方国家已作为膳食蛋白的替代来源食用。大豆可健脾消积、利水消肿,具有抑菌、抗氧化和雌激素样作用。主治食积泻痢、腹胀食呆、脾虚水肿、疮痈肿毒、外伤出血。大豆蛋白的降低胆固醇、抗氧化功能和类雌激素效果主要归因于其中的异黄酮类。大豆蛋白中的皂素成分可增加胆汁酸分泌,进而降低血浆胆固醇浓度。

【干扰】

大豆蛋白可显著降低血清总胆固醇、低密度脂蛋白胆固醇、三酰甘油。38 项对照临床研究 meta 分析发现,用大豆蛋白代替动物蛋白后会导致总胆固醇、低密度脂蛋白胆固醇、三酰甘油明显降低,高密度脂蛋白胆固醇没有明显升高。很多研究证明了大豆蛋白对血脂有影响,包含 731 例患者的 38 项研究证实了大豆蛋白对总胆固醇有影响;31 项临床研究(564 例)证实了其对低密度脂蛋白胆固醇有影响;30 项研究表明大豆蛋白对三酰甘油(628 例)和高密度脂蛋白胆固醇(551 例)有影响。与对照组相比,食用大豆蛋白后血清总胆固醇降低 0.6 mmol/L,95% 置信区间为 0.50～0.85 mmol/L,降低了 9.3%。低密度脂蛋白胆固醇水平降低 0.56 mmol/L,95% 置信区间为 0.30～0.82 mmol/L,与对照组相比降低了 12.9%。血清三酰甘油浓度下降了 0.15 mmol/L,95% 置信区间为 0.003～0.29 mmol/L,降低了 10.5%。相反,高密度脂蛋白胆固醇仅升高 2.4%。大豆蛋白摄入量为每天 47 g,meta 分析发现,37% 的研究摄入量为每天 31 g,每天摄入 31～47 g,血清总胆固醇和低密度脂蛋白胆固醇明显降低。血清总胆固醇和低密度脂蛋白胆固醇浓度降低与初始胆固醇浓度直接相关($P<0.001$),因此,高胆固醇血症者(>6.46 mmol/L)用大豆蛋白代替动物蛋白可使血清胆固醇明显降低。

大豆蛋白可影响华法林治疗。1 名 70 岁男性 INR 为 2.5,接受华法林治疗稳定后每天服用豆奶 4 周,INR 下降到 1.6。停用豆奶 7 天,INR 升高到 1.9,并在其后2个月的华法林治疗中维持 INR 在 2.0～3.0。豆奶中异黄酮类植物雌激素和大豆黄素可能以 P 糖蛋白转运泵系统、有机阴离子转运多肽或其他机制改变华法林吸收和代谢，目前豆奶降低华法林疗效的具体机制尚未知。

02 大蒜

大蒜又名胡蒜、大蒜头、独蒜等，属百合科葱属的药食同源植物，食用与药用部位主要为磷茎，有辛辣味，适应性较强，在世界范围内均有种植。大蒜的多种有效成分均来源于大蒜素（二烯丙基硫代亚磺酸酯）。因此，大蒜的活性以大蒜素含量表示。大蒜素是由无活性的蒜氨酸（s-烯丙基-L-半胱氨酸亚砜）转化而成，大蒜被粉碎后，蒜氨酸与蒜氨酸酶反应后转化为大蒜素。当大蒜被蒸馏或粉碎提取大蒜油时，大蒜素不稳定，可转化为几种活性物质，如二烯丙基、二甲基硫醚及大蒜烯（反式-阿霍烯和顺式-阿霍烯）。国际上标准生产的大蒜制品通常含有 1.3%蒜氨酸。

【功效】

大蒜自古以来就广泛地用作食物的调味品和药材。《本草纲目》中记载大蒜可"通五脏，去湿寒，消肿痛"。与普通药物相比，大蒜极鲜见过敏反应及副作用，几乎无毒。大蒜具有祛风、利尿、消积食、暖脾胃、解毒杀虫、发汗、祛痰、增强免疫和抗血栓形成等功效，通常用于抗高脂血、抗高血压和抗真菌治疗。大蒜的抗高血脂作用与大蒜的二硫化物抑制 3-羟基-3-甲基戊二酸单酰辅酶 A 还原酶有关。大蒜通过与 3-羟基-3-甲基戊二酸单酰辅酶 A 还原酶形成含硫键来降低 3-羟基-3-甲基戊二酸单酰辅酶 A 还原酶的形成，从而减少胆固醇的合成。大蒜的抗血小板作用是由于甲基烯丙基三硫化物抑制了血栓烷合成。大蒜中的其他成分，如大蒜烯，也具有抗血栓作用。大蒜还能通过增加一氧化氮合成酶活性对血管内皮起保护作用。

【干扰】

大蒜可显著降低人类免疫缺陷病毒蛋白酶抑制剂沙奎那韦（复得维）的血药浓度。一项研究中，10 名健康人类免疫缺陷病毒阴性志愿者在第 1 天至第 4 天服用沙奎那韦（1 200 mg，每天 3 次，给药间隔为 8 小时），从第 5 天至第 24 天给予大蒜补充剂（4.64 mg 大蒜素胶囊，每天 2 次），第 22 天至第 25 天再服用沙奎那韦，第 25 天分离血浆并检测，结果显示，第 4 天沙奎那韦曲线下面积$_{0\sim\infty}$是每小时 3 382 ng/mL，第 25 天降低至每小时 1 673 ng/mL，下降了 51%。同时，沙奎那韦的谷浓度从 108 ng/mL 降低至 55 ng/mL，下降了 49%，峰浓度从 1 190 ng/mL

降低至 542 ng/mL,下降了 54%。停止大蒜摄入 10 天,随后再服用沙奎那韦 3 天,曲线下面积$_{0~\infty}$仅恢复至基线值的 65%,而谷浓度和峰浓度值分别恢复至基线值的 70% 和 61%。大蒜的作用与其在肠黏膜中诱导 CYP450 酶系统有关,而沙奎那韦是 CYP450 底物,由此导致沙奎那韦浓度下降。

大蒜可降低血胆固醇浓度。对两项研究报告数据进行 Meta 分析,大蒜摄入 4 周以上可降低 9%~12% 胆固醇。其他研究结果并不支持上述观点,可能是由于蒜氨酸酶在胃酸性条件下被抑制,导致大蒜中蒜氨酸在体内不能完全转化成活性成分大蒜素。一项安慰剂对照、双盲、随机试验显示,使用肠溶型大蒜补充剂可提高大蒜素的生物利用度,并在轻度至中度高胆固醇血症患者中有降胆固醇作用。在这项研究中,22 个受试者服用含 9.6 mg 大蒜素的缓释肠溶剂 12 周,另外 24 个受试者接受安慰剂治疗。12 周结束时,大蒜治疗组低密度脂蛋白胆固醇均值下降了 0.44 mmol/L,比治疗前降低了 6.6%,而总胆固醇浓度下降了 0.36 mmol/L,下降了 4.2%($P<0.05$)。相反,安慰剂组低密度脂蛋白胆固醇和总胆固醇略有增加,但无统计学意义。大蒜补充剂的降胆固醇作用可能是由于大蒜补充剂含高浓度大蒜素,以及肠溶片提高了生物利用度。在这项研究中,大蒜补充剂对三酰甘油浓度没有影响,而高密度脂蛋白胆固醇降低了 0.02 mmol/L,下降了 0.9%。而安慰剂对照组高密度脂蛋白胆固醇浓度升高了 0.09 mmol/L,增加 9.1%($P<0.05$),两组间差异有统计学意义。

大蒜可升高血液中对乙酰氨基酚的峰浓度。一项研究中,16 名男性受试者每天口服剂量相当于 6~7 瓣大蒜的提取物,持续服用 3 个月。研究前,每个月末和研究结束后 1 个月,每个受试者口服 1 g 对乙酰氨基酚。服用大蒜 1 个月,对乙酰氨基酚峰浓度显著升高($P<0.05$),从治疗前 8.1±0.8 mg/L 升高至 10.1±0.8 mg/L。与第 1 个月相比,第 2 个月和第 3 个月对乙酰氨基酚浓度保持稳定。停止大蒜摄入后 1 个月,对乙酰氨基酚浓度增加至 11.1±1.0 mg/L,反映了残留效应。

03 蜂王浆

蜂王浆又名王浆、蜂皇浆、皇浆、蜂乳,是蜜蜂科昆虫 5~15 日龄工蜂的咽下腺的分泌物,用来哺育蜂王和 1~3 日龄蜜蜂幼虫的白色或淡黄色乳状液体。蜂王浆营养丰富,主要含有蛋白质、氨基酸、有机酸及维生素等,还有少量植物甾醇、乙酰胆碱、磷酸腺苷等成分。

【功效】

蜂王浆作为天然的营养保健产品,具有显著的抗氧化、抗菌抑菌、抗衰老、调节心血管系统、调节免疫活性等。国内外临床研究显示,蜂王浆可用于提高体弱多病者对疾病如流行性感冒的抵抗力;治疗老年性疾病和抗衰老;治疗月经不调及更年期综合征;作为治疗高血压、高血脂的辅助作用用药;用于术后促进伤口愈合;作为抗肿瘤辅助用药;用于治疗放射性疾病等。此外,蜂王浆对一些常见病如风湿性关节炎、胃溃疡、十二指肠溃疡、肝炎等均有较好疗效。

【干扰】

蜂王浆会导致 INR 升高,干扰华法林治疗。1 名 87 岁男性在进行华法林治疗期间患上血尿症,入院时 INR 为 6.88,住院期间升高至 7.29。此前 3 个月,其 INR 为 1.9~2.4(治疗范围 2~3)。患者在住院前 1 周开始服用蜂王浆,同时进行华法林治疗,导致 INR 升高。停用蜂王浆并口服维生素 K 及补液治疗后,INR 降低至 3.2,出院后保持稳定。

04　枸杞

枸杞系落叶灌木植物,其棘如枸之刺,其茎如杞之条,兼用二树名,谓之"枸杞"。枸杞也被称作枸杞子、杞子,它的果、叶、苗、根都可入药,是一种药食同源的中药材。枸杞的化学成分主要包括色素类、黄酮类和多糖类化合物,另外还有甜菜碱、维生素 C、莨菪碱、氨基酸等。

【功效】

中医学认为,枸杞性平、味甘、微苦、无毒,具有滋补肝肺、益精明目、强健筋骨的功效。现代医学研究证明,枸杞有调节免疫、抗氧化、抗衰老、抗肿瘤、降血脂、降血糖、补肾、保肝、明目等功效。

【干扰】

枸杞可影响华法林的药效。1 名 61 岁中国女性采用华法林进行抗凝治疗,INR 稳定在 2~3 之间,同时每天饮用 3~4 杯枸杞制成的茶制品 4 天,其 INR 升高至 4.1,停用该茶 7 天,INR 降低至 2.4。

05　核桃

核桃又名胡桃、羌桃、万岁子等,属胡桃科核桃属植物,是一种广泛食用的坚果。脂肪占总质量的 58%,多不饱和脂肪与饱和脂肪的质量比为 7∶1,是该比例最高的一种食物。多不饱和脂肪酸,即亚麻酸占核桃总脂肪含量的 12%。

【功效】

核桃仁可补肾益精、温肺定喘、润肠通便,主治腰痛脚弱、尿频、遗尿、阳痿、遗精、久咳喘促、肠燥便秘、石淋及疮疡瘰疬。核桃叶可收敛止带、杀虫消肿,主治象皮肿、白带过多、疥癣。核桃壳可止血、止痢、散结消痈、杀虫止痒,主治妇女崩漏、痛经、久痢、疟母、乳痈、疥癣、鹅掌风。核桃枝可杀虫止痒、解毒散结,主治疥疮、瘰疬、肿块。核桃油可温补肾阳、润肠、驱虫、止痒、敛疮,主治肾虚腰酸、肠燥便秘、虫积腹痛、耵耳出脓、疥癣、冻疮、狐臭。核桃根可止泻、止痛、乌须发,主治腹泻、牙痛、须发早白。

【干扰】

核桃可降低胆固醇浓度。用随机、单盲、交叉、对照设计研究该食物对血脂的影响。8 名健康男性采用美国国家胆固醇教育计划第一阶段饮食 4 周,另一组采用相同饮食但仅将其中 20% 热量用核桃代替。核桃替代组平均胆固醇水平为 4.13 ± 0.59 mmol/L,比对照组 4.7 ± 0.59 mmol/L 下降了 12.4%($P<0.001$)。核桃替代组平均低密度脂蛋白胆固醇水平为 2.43 ± 0.44 mmol/L,比对照组 2.89 ± 0.41 mmol/L 下降了 16.3%($P<0.01$)。核桃替代组平均高密度脂蛋白胆固醇水平为 1.16 ± 0.26 mmol/L 比对照组 1.21 ± 0.28 mmol/L 下降了 4.9%($P=0.009$)。

06　苦瓜

苦瓜又名癞葡萄、凉瓜,属葫芦科苦瓜属植物,味苦,主要作为蔬菜,广泛栽培于中国南北地区。苦瓜含大量蛋白质、金属离子、胡萝卜素和膳食纤维等多种生物活性成分,具有降血糖的作用。

【功效】

苦瓜内含有胰岛素样蛋白具有降低血糖的功效,可用于治疗糖尿病。

【干扰】

苦瓜可降低血糖浓度。在一项研究中,18 名平均年龄为 38.2 岁新诊断为 2 型糖尿病的患者服用苦瓜汁 30 分钟后再口服 50 g 葡萄糖溶液,随后进行口服葡萄糖耐量试验。结果与同一批患者前一天不服用苦瓜汁结果进行对比。13 名患者(73%)在 1.5 小时、2 小时、2.5 小时表现出糖耐量提高,其余 5 名患者(27%)无任何改善。对比所有患者糖耐量曲线面积后发现,口服苦瓜汁后,患者糖耐量曲线平均总面积为 187.0 ± 13.82 cm^2,与对照组相比显著降低,对照组糖耐量曲线平均总面积为 243.6 ± 14.5 cm^2,由此可见,苦瓜降血糖效果显著。

07 葡萄汁

葡萄汁是一种常用饮品,加工业始于 1869 年。其原料葡萄,也称为草龙珠、山葫芦,根、藤、叶可入药,在植物分类上属于葡萄科葡萄属。葡萄汁含有许多有机物质和矿物元素,如糖类、多酚类、有机酸、蛋白质、维生素、钙、磷、铁等。

【功效】

葡萄味甘微酸、性平,具有补肝肾、益气血、开胃力、生津液和利小便的功效。其成分中多酚类具有杀灭真菌的作用;低聚花青素有抗菌消炎、抗氧化、清除自由基和改善人体微循环的功效;红葡萄汁中的白藜芦醇还是一种潜在的抗癌物质。

【干扰】

葡萄汁对氟比洛芬的清除没有影响。一项葡萄汁与常用止痛抗炎药氟比洛芬相互作用的研究发现,与口服抗凝药华法林组相比,14 名饮用葡萄汁的健康志愿者服用 100 mg 氟比洛芬后,氟比洛芬和对照组在峰浓度、半衰期、曲线下面积$_{0\sim\infty}$、清除率(mL/min)等动力学参数上相似。该研究表明,葡萄汁不影响 CYP2C9 同工酶介导的氟比洛芬的清除。

08 山楂

山楂为蔷薇科植物山里红、大山楂、野山楂的干燥成熟果实。前二者也称"北山楂",气清香、味酸甜;后者称"南山楂",气微弱、味酸涩。

【功效】

山楂具有消食健胃、行气散瘀的功效,可用于治疗肉食积滞、泻痢腹痛、瘀血闭经、产后瘀阻、心腹刺痛等。研究表明,山楂含黄酮类成分、三萜类成分、山楂酸等有机酸、铁锰等无机盐,有降压、降脂、增加冠状动脉流量、强心、抑菌、助消化等药理作用。

【干扰】

山楂有降脂作用。30 名受试者服用山楂近 4 周,血清胆固醇、低密度脂蛋白胆固醇、三酰甘油浓度显著降低。

山楂对地高辛没有影响。由于山楂中黄酮类可改变肠道和肾脏外排转运蛋白 P 糖蛋白活性,山楂可能与地高辛(P 糖蛋白底物)产生相互作用。8 名健康志愿者随机交叉试验发现,一组受试者每天服用 0.25 mg 地高辛 10 天,另一组受试者每天服用 900 mg 山楂提取物加每天 0.25 mg 地高辛 21 天,两组药物代谢动力学数据并无统计性差异。地高辛单独给药时峰浓度为 2.1±0.6 ng/mL,同时服用地高辛和山楂时浓度为 1.8±0.2 ng/mL。单独服用地高辛时曲线下面积$_{0~72小时}$为每小时 49±9 ng/mL,同时服用地高辛和山楂时,曲线下面积$_{0~72小时}$为每小时 46±11 ng/mL。

09 生姜

生姜为姜科植物姜的根茎。生姜作为一种历史悠久的香辛调味料,广泛应用于亚洲居民食物的烹调中。生姜也是一种广泛应用于临床的传统中药。姜酚是生姜的主要活性成分。

【功效】

生姜具有发汗解表、温中止呕、温肺止咳、解毒等功效,常用于治疗消化不良,减轻感冒和风湿病症状。

【干扰】

生姜有抗花生四烯酸诱导血小板释放的功能,也有抑制花生四烯酸诱导聚集的功能,但与阿司匹林相比功能较弱。其机制可能是姜影响了环氧化酶活性。1 名 76 岁长期进行苯丙香豆素治疗的女性 INR 升高至参考区间(0.95~1.1)10 倍以上,并伴出血。部分凝血活酶时间也显著升高(84.4 s,正常<35 秒)。出血前,患者 INR 稳定在心房颤动治疗范围内(2.0~3.0)。出血、INR 和部分凝血活酶时间急剧增加的前几周,患者定期摄入干姜和由姜粉制成茶制品。患者停止生姜摄入并用维生素 K 治疗 1 周,INR 恢复到苯丙香豆素治疗范围。部分凝血活酶时间也正常了。

一项生姜对冠状动脉疾病患者血小板聚集影响的研究显示姜有剂量依赖性。冠状动脉疾病患者每天服用 4 g 生姜粉 3 个月,二磷酸腺苷和肾上腺素诱导血小板聚集无显著减少。而单次给药 10 g 生姜粉可引起二磷酸腺苷和肾上腺素诱导血小板聚集减少。10 名冠状动脉疾病患者服用 10 g 生姜粉 4 小时,二磷酸腺苷诱导血小板聚集从初始值 52.5%±5.7%降低至 38.7%±5.1%,而肾上腺素诱导血小板聚集从 52.0%±9.5%降低至 40.0%±9.0%。两种诱导剂导致血小板聚集下降有统计学意义($P<0.05$)。相反,对照组中 10 名冠状动脉疾病患者服用安慰剂后,血小板聚集变化无统计学意义。

在上述研究中,相同治疗组患者每天服用 4 g 生姜 3 个月,显示 4 g 生姜对血糖浓度或脂质分布影响无统计学意义。

10 西柚汁

西柚又名胡柚、葡萄柚，属芸香科植物，起源于亚洲，葡萄牙人引种到美国后十分受欢迎，近年来大量进入中国市场。西柚汁主要富含呋喃香豆素类、柚苷等化学成分。自 1989 年美国化学家 Bailey 等发现西柚汁可增加非洛地平血药浓度以来，西柚汁影响临床药物血药浓度及药效的现象引起越来越多学者的关注。

【功效】

西柚汁是一种受欢迎的常见饮料，其活性成分的药理作用逐渐被人们所重视。西柚活性成分之一的柚苷属于二氢黄酮类化合物，具有抗氧化、消除自由基、防止肿瘤和癌细胞增殖的功效。

【干扰】

西柚汁通过抑制肠道 CYP3A4 同工酶活性，提高某些由 CYP3A4 同工酶代谢的药物的生物利用度。西柚汁还可通过抑制肠道有机阴离子转运多肽 A 摄取，降低某些药物生物利用度。

西柚汁可提高美沙酮生物利用度。在一项研究中，8 名接受常规剂量美沙酮治疗的患者，每天在服用美沙酮前 30 分钟及在服用美沙酮同时，摄入西柚汁，服用 5 天。对照组患者只服用水和美沙酮。与对照组相比，服用西柚汁后美沙酮血浆峰浓度显著升高：R 型美沙酮浓度为 336 ± 61 ng/mL；S 型美沙酮浓度为 430 ± 107 ng/mL，美沙酮浓度合计为 698 ± 237 ng/mL；对照组 R 型美沙酮浓度为 286 ± 57 ng/mL，S 型美沙酮浓度为 365 ± 87 ng/mL，美沙酮浓度合计为 596 ± 201 ng/mL。服用西柚汁后美沙酮两种异构体曲线下面积$_{0\sim24小时}$升高了 17%。由于美沙酮通过 CYP3A4 同工酶代谢，因此其循环浓度受西柚汁抑制肠道 CYP3A4 同工酶活性的影响，从而导致美沙酮生物利用度中度升高。

西柚汁可提高非洛地平的生物利用度。此作用是由于西柚汁中一种成分 $6',7'$-双氢香柠檬素抑制了小肠 CYP3A4 同工酶活性。在一项纳入 5 名健康志愿者的研究中，对照组摄入 10 mg 非洛地平片和 240 mL 普通橙汁；试验组摄入 10 mg 非洛地平片和西柚汁或普通橙汁与西柚汁水提取物混合果汁。与普通橙汁组相比，西柚汁组和混合果汁组曲线下面积$_{0\sim\infty}$中位数分别是普通橙汁组 2.3 倍和 1.9 倍，血浆峰浓度中位数分别是普通橙汁组 3.2 倍和 1.7 倍。非洛地平生物利用度增加与 CYP3A4 同工酶首次通过肠壁时代谢被抑制有关。

西柚汁可提高抗疟药卤泛曲林的生物利用度。一项纳入 12 名健康志愿者的（男性、女性各 6 名）随机三期交叉试验研究了西柚汁与卤泛曲林间的相互作用。受试者口服 500 mg 卤泛曲林和 250 mL 水或 250 mL 常规浓度西柚汁或橙汁,每天 1 次,连续 3 天。水、西柚汁和橙汁在服药前 12 小时摄入。与用水给药相比,摄入西柚汁后,卤泛曲林血浆曲线下面积$_{0\sim\infty}$升高了 2.8±1.5 倍,差异有统计学意义($P<0.000\,1$)。卤泛曲林血浆峰浓度升高了 3.2±1.3 倍($P<0.000\,1$)。随卤泛曲林血浆曲线下面积$_{0\sim\infty}$升高,其代谢物 N-去丁基卤泛曲林血浆曲线下面积$_{0\sim\infty}$显著降低。用水给药时,N-去丁基卤泛曲林血浆曲线下面积$_{0\sim\infty}$为每小时 3.2±1.7 μg/mL,摄入西柚汁后下降到每小时 1.9±1.3 μg/mL。用水给药和用橙汁给药相比,结果无显著性差异。卤泛曲林生物利用度增加显然与西柚汁抑制小肠壁细胞内药物代谢 CYP3A4 同工酶有关。

西柚汁可提高钙拮抗剂尼索地平的生物利用度。一项纳入 12 名健康男性的试验研究了西柚汁对尼索地平生物利用度的影响。受试者口服 20 mg 尼索地平与 250 mL 水或 250 mL 西柚汁或 185 mg 柚苷胶囊。柚苷是一种生物类黄酮,185 mg 柚苷相当于 250 mL 西柚汁中柚苷的含量。用水给药时,尼索地平峰浓度为 3.5 ng/mL,血浆曲线下面积$_{0\sim\infty}$为每小时 19.9±2.1 ng/mL;用西柚汁给药时,尼索地平峰浓度显著升高 4 倍,血浆曲线下面积$_{0\sim\infty}$也升高至每小时 35.0±5.6 ng/mL(升高约 2 倍);尼索地平与柚苷胶囊同时给药与用水给药结果无显著差异。西柚汁抑制了尼索地平代谢首过效应,从而改变了其药代动力学。

西柚汁可提高苯二氮䓬类衍生物三唑仑的血药浓度。一项纳入 7 名志愿者的试验研究了西柚汁对 CYP3A 同工酶活性和三唑仑的药效学影响。西柚汁给药 1 天,三唑仑平均峰浓度为 3.1±1.1 ng/mL,与对照组(用水给药)2.6±1.2 ng/mL 相比,差异有统计学意义($P<0.05$)。西柚汁给药 10 天,三唑仑浓度持续升高至 3.7±1.4 ng/mL。停止摄入西柚汁 3 天,三唑仑浓度恢复至摄入西柚汁前的基准值。当三唑仑与利妥那韦(一种有效肝肠 CYP3A 同工酶抑制剂)同时给药时,给药 1 天,血浆三唑仑浓度显著升高至 5.5±4.5 ng/mL,持续给药 10 天,血浆三唑仑浓度升高至 7.1±6.1 ng/mL。三唑仑仅由 CYP3A 同工酶代谢,西柚汁给药时血药浓度升高是由于西柚汁抑制了肠道 CYP3A 同工酶活性,而非抑制肝脏 CYP3A 同工酶活性。利妥那韦对三唑仑药代动力学的影响是由于抑制了肠和肝 CYP3A 同工酶的活性。

西柚汁可提高辛伐他汀的生物利用度。在一项二期随机交叉研究中,纳入 10 名健康志愿者,受试者摄入 200 mL 西柚汁或 200 mL 水 3 天。第 3 天除服用西柚汁或水外,再服用 40 mg 辛伐他汀。用水给药时辛伐他汀血浆峰浓度为 7.3±3.4 ng/mL,西柚汁给药时辛伐他汀血浆峰浓度升高至 28.5±13.0 ng/mL,升高了 3.9 倍($P<0.001$)。与用水给药相比,西柚汁给药时辛伐他汀曲线下面积$_{0\sim24小时}$平均升高了 3.6 倍(范围是 1.8~6.0 倍,$P<0.01$),辛伐他汀活性代谢物辛伐他汀酸峰浓度升高了 4.3 倍(2.7~7.9 倍,$P<0.01$),曲线下面积$_{0\sim24小时}$升高

了 3.3 倍(范围是 2.1~5.6 倍,$P<0.01$)。西柚汁给药时检测结果升高是由于西柚汁抑制了肠壁 CYP3A4 同工酶,从而影响了辛伐他汀和辛伐他汀酸的首过代谢。

西柚汁能显著抑制抗心律失常药物胺碘酮的代谢,提高其生物利用度。一项纳入 11 名健康成人的研究证实,受试者口服胺碘酮和 300 mL 西柚汁,服药后 3 小时和 9 小时分别摄入 300 mL 西柚汁。西柚汁给药后,胺碘酮血浆峰浓度从用水给药的 1.87 ± 0.6 μg/mL 升高至 3.45 ± 1.7 μg/mL,升高了 84%($P<0.02$),胺碘酮血浆曲线下面积$_{0-\infty}$[μg/(mL·h)]与用水给药相比升高了 50%($P<0.005$)。西柚汁对 CYP3A4 同工酶活性的抑制作用导致胺碘酮浓度显著升高。

西柚汁可提高短效口服胰岛素促泌剂瑞格列奈的生物利用度。一项纳入 36 名多态性基因型 CYP2C8 同工酶男性受试者的研究证实了此观点。在这项随机交叉试验中,受试者在瑞格列奈给药前 2 小时摄入 300 mL 西柚汁或水。瑞格列奈血浆曲线下面积$_{0-\infty}$由于摄入西柚汁而升高了 13%(几何均数比值:西柚汁/基线 1.13,95%置信区间 1.04~1.2,$P=0.004\,8$)。野生型和突变型 CYP2C8 同工酶受试者瑞格列奈药代动力学没有显著差异。该药物在肠道内通过 CYP3A4 同工酶介导而被清除。瑞格列奈生物利用度提高是由于西柚汁抑制了 CYP3A4 同工酶。但西柚汁不影响血糖浓度,因此瑞格列奈生物利用度的增加可能无临床意义。

西柚汁能降低抗组胺药非索非那定的生物利用度。在一项四交叉随机研究中,12 名健康受试者摄入 300 mL 西柚汁或 300 mL 水和 1 200 mL 西柚汁或 1 200 mL 水,同时服用 120 mg 非索非那定。研究显示,摄入 300 mL 西柚汁后,非索非那定血浆峰浓度从摄入 300 mL 水的 436 ± 74 ng/mL 下降至 233 ± 25 ng/mL,下降了 53%,差异有统计学意义($P<0.005$),而平均曲线下面积$_{0-\infty}$降低至 58%($P<0.001$)。摄入 1 200 mL 西柚汁与 1 200 mL 水相比,非索非那定峰浓度下降 33%,曲线下面积$_{0-\infty}$下降 36%。非索非那定生物利用度显著下降与有机阴离子转运多肽 A 活性受抑制有关。有机阴离子转运多肽 A 是介导非索非那定小肠吸收的主要转运体,西柚汁中某些成分可有效抑制其活性,从而抑制非索非那定吸收,降低其生物利用度。

西柚汁能降低 β-肾上腺素能受体阻断剂塞利洛尔的生物利用度。一项纳入 12 名健康志愿者的研究证实塞利洛尔和西柚汁间有相互作用。研究中,志愿者摄入 200 mL 西柚汁,每天 3 次,摄入 2 天。第 3 天同时服用 100 mg 塞利洛尔与西柚汁,服药后 4 小时和 10 小时再摄入西柚汁。西柚汁给药时,塞利洛尔血浆峰浓度由塞利洛尔对照组的 277 ± 229 ng/mL 降低至 13.0 ± 6.1 ng/mL,下降约 95%($P<0.001$)。塞利洛尔血浆曲线下面积$_{0-33小时}$[ng/(mL·h)]与对照组相比

下降 87%($P<0.001$)。塞利洛尔-西柚汁相互作用可能与西柚汁对肠道中有机阴离子转运多肽的抑制作用和其他理化因素,如十二指肠内 pH 和塞利洛尔的脂溶性有关。

西柚汁能抑制尼古丁向可替宁代谢,并增加尼古丁和可替宁的肾脏清除率。一项自身效对照研究纳入了 10 名健康志愿者,受试者分别口服 2 mg 氘标记尼古丁和 250 mL 浓缩西柚汁或 2 mg 氘标记尼古丁和 250 mL 水,首次给药后 30 分钟、60 分钟和 90 分钟分别再摄入 250 mL 浓缩西柚汁或水。用水给药时,尼古丁代谢产物可替宁血浆曲线下面积$_{0~8小时}$为每分钟 8 007 ng/mL(95% 置信区间 6 567~9 447),西柚给药后,可替宁血浆曲线下面积$_{0~8小时}$下降至每分钟 6 807 ng/mL(95% 置信区间 5 917~7 697)($P=0.008$)。可替宁血浆曲线下面积$_{0~8小时}$下降是由于西柚汁抑制了参与尼古丁向可替宁代谢的 CYP2A6 同工酶。用水给药时,尼古丁肾脏清除率为每分钟 123 mL(95% 置信区间 90~156),西柚给药时,尼古丁肾脏清除率升高至每分钟 231 mL(95% 置信区间 169~292)。肾脏清除率升高很可能是由于西柚汁抑制了肾小管重吸收转运蛋白。

11 洋甘菊

洋甘菊又名母菊、德国洋甘菊,为菊科母菊属的花序或全草,一年生草本植物,是我国新疆维吾尔自治区特色地产药材,维吾尔语称为"巴木乃"。洋甘菊在欧洲国家、美国及日本等地早已被广泛利用,成为众所周知的药用植物和香料植物,其主要含有黄酮、皂苷、多糖等成分。

【功效】

洋甘菊具有补胃开胃、促进消化、散气消炎、健脑强筋、祛风止痛、利尿通经的功效,具有消炎、抑制真菌、解痉等药理作用,常用于茶饮或提取精油用于化妆品中。

【干扰】

一个病例报告描述了洋甘菊与华法林同时使用导致凝血指标异常甚至出血。1 名二尖瓣置换术后的 70 岁女性患者接受华法林抗凝治疗时 INR 为 3.6(治疗范围为 2.5~3.5),血红蛋白浓度为 117 g/L。5 天后因出血入院治疗,检查发现其 INR 升高至 7.9,血红蛋白降低至 80 g/L。入院前 5 天,每天喝 4~5 杯洋甘菊茶,并用含洋甘菊的乳液涂抹足部以缓解水肿。入院后,患者停用洋甘菊,输入悬浮红细胞和新鲜冷冻血浆,调整华法林用量后,患者 INR 稳定在 2.5,血红蛋白恢复正常。洋甘菊含香豆素,增强了华法林的抗凝效果,导致抗凝治疗过度和出血。

12　柚子汁

柚子汁是一种以柚子为原料的饮品,柚子又名文旦,是芸香科柑橘属水果,品种较多,在我国福建、江西、广东、广西等南方地区均有大面积栽培。柚子皮含呋喃香豆素、香柠檬素、活性多糖、黄酮类化合物、膳食纤维等成分,常用于止咳、祛痰。

【功效】

柚子具有抗氧化、抑菌、抗肿瘤、提高免疫力、降血糖、降胆固醇等功效,可用于预防和治疗高血压、糖尿病、结肠癌等。

【干扰】

柚子汁可升高环孢素的血药浓度。在一项随机研究中,12 名健康男性受试者摄入 200 mg 环孢霉素与 240 mL 柚子汁混合物,与摄入 200 mg 环孢素与 240 mL 水混合物的对照组相比,摄入果汁观察者的环孢素峰浓度为 1 469 ng/mL(95% 置信区间 1 300～1 661),摄入水观察者的环孢素峰浓度为 1 311 ng/mL(95% 置信区间 1 185～1 450)。摄入柚子汁后,环孢霉素血药浓度显著升高。柚子汁可通过抑制肠壁上 CYP3A 同工酶、P 糖蛋白的活性来增加环孢素的生物利用度。

柚子汁可升高他克莫司的血药浓度。1 名 44 岁的肾移植男性,他克莫司浓度 3 个月内稳定在 8～10 ng/mL。该患者有次在采血前一天晚饭后服药前饮用了 100 g 柚子汁导致他克莫司浓度升高至 25.2 ng/mL。血液他克莫司浓度升高是因柚子汁中呋喃香豆素抑制了 CYP3A 同工酶、P 糖蛋白的活性。

第一节 临床血液体液检验项目

01 血红蛋白浓度

人体血红蛋白(hemoglobin，Hb)、血细胞比容在傍晚5点到早晨7点间均略低，餐后低于参考值10%，静卧时低于参考值5.7%。静脉穿刺时，由于静脉血长时间淤积，血红蛋白结果异常升高。早产儿血红蛋白常低于足月产婴儿。10岁前黑人血红蛋白均值为40～100 g/L，低于白人。65～74岁男性血红蛋白参考值下限略有下降，而85岁以上男性或女性血红蛋白则无显著变化。

国际血液学标准委员会推荐使用氰化高铁法测定血红蛋白，因此通过在溶血标本中加入还原剂，检测除硫化血红蛋白外所有的血红蛋白及其衍生物，故不能区分细胞内和细胞外血红蛋白。

尿试带检测血红蛋白是取代显微镜法检测血尿的可靠方法。试带法可检出细胞内、细胞外的血红蛋白和肌红蛋白(myoglobin，Mb)，对检测游离血红蛋白和肌红蛋白比完整红细胞更敏感。试带法阳性结果应做进一步鉴别，肌红蛋白尿也会出现阳性结果，肌红蛋白可溶于80%(w/v)饱和氯化铵溶液，但血红蛋白不会。

高比重尿使血红蛋白检测灵敏度降低。特定比重下红细胞会溶解释放血红蛋白。大量硝酸盐存在会使反应延迟。

【参考区间】

全血：男性为130～175 g/L，女性为115～150 g/L。

尿液：阴性或游离血红蛋白<0.03 mg/dL或红细胞<10个/μL。

【影响因素】

1. 生理性因素

(1) 全血降低：茶(茶饮料所含鞣酸可导致铁吸收障碍，继发贫血，血红蛋白降低)；绿茶(已证明婴幼儿小细胞性贫血与每天饮用超过250 mL绿茶有关)；咖啡、凉茶(在餐后1小时饮用含多酚的咖啡、凉茶或含可可的饮料可导致铁吸收障碍，继发贫血，血红蛋白降低)；蚕豆(生或微熟的过量蚕豆可导致急性溶血性贫血伴黄疸和血红蛋白尿。蚕豆会导致葡萄糖-6-磷酸脱氢酶缺乏者溶血，血红蛋白降低)；豆类、谷物、大米(豆类、谷物和大米中的植酸可导致铁吸收障碍，继发贫血，血红蛋白降低);奎宁(葡萄糖-6-磷酸脱氢酶缺乏者服用奎宁可导致溶血性贫血,血红蛋白降低);秋水仙(巨幼细胞贫血和罕见再生障碍性贫血患者长期服用秋水仙后可导致骨髓损伤,血红蛋白降低);聚合草[1 名 13 岁男孩近 2~3 年频繁服用聚合草,入院时肝大伴腹水,血红蛋白下降至 117 g/L(参考区间下限为 130 g/L),据报道,聚合草的根叶至少含 9 种潜在肝毒性吡咯里西啶类生物碱];洋甘菊(1 名人工二尖瓣置入术后接受华法林治疗的 70 岁女性血红蛋白为 117 g/L,入院前 5天每天饮用 4~5 杯洋甘菊茶,同时在腿部涂抹主要成分为洋甘菊的护肤乳液以缓解水肿,5 天后因出血入院,血红蛋白为 80 g/L,停用洋甘菊并输注浓缩红细胞和新鲜冰冻血浆后,血红蛋白趋于稳定。草药中香豆素可增强华法林疗效,导致抗凝治疗过度和出血);藤地莓(长期使用藤地莓可导致肝损伤、恶病质和溶血性贫血);复合维生素(31 名未口服避孕药女性摄入含叶酸复合维生素至少 28 天,血红蛋白明显降低 1.61±0.45 g/L)。

(2) 全血无影响:红葡萄酒(10 名健康男性每天饮用 400 mL 红葡萄酒 1周,血红蛋白由 159±11 g/L 至 156±10 g/L,2 周至 155±12 g/L,无显著性差异);白葡萄酒(10 名健康男性每天饮用 400 mL 白葡萄酒 1 周,血红蛋白由 152±8 g/L至 152±8 g/L,2 周至 150±8 g/L,无显著性差异);维生素 C(年轻男性摄入不同剂量的维生素 C 14 周,对血红蛋白无影响);维生素 E[25 名吸烟男性和 25 名未吸烟男性每天服用 280 mg 维生素 E 10 周,吸烟组血红蛋白由 157±2.5 g/L 变为155±2.2 g/L,未吸烟组血红蛋白由 150±3.7 g/L 变为 152±2.8 g/L,无显著性差异。32 名 60 岁及以上的健康受试者每天摄入 800 mg 维生素 E 1 个月,血红蛋白无明显变化。1 013 名糖尿病患者经维生素 E(每天 100 IU)治疗 3 个月,血红蛋白从 141±3 g/L 变为 144±3 g/L,无显著性差异]。

2. 分析性因素

(1) 尿液升高:蚕豆(生的或微熟的过量蚕豆可导致急性溶血性贫血伴黄疸和血红蛋白尿);奎宁(可诱发血红蛋白尿)。

(2) 尿液降低:维生素 C(当血红蛋白浓度为 0.25 g/L 时,>7.96 mmol/L 的维生素 C 经 Chemstrip 7、Chemstrip 9、Hema-Combistix 系统检测尿血红蛋白会导致假阴性结果。大量维生素 C 会抑制愈创木酚法检测尿血红蛋白)。

02　红细胞计数

红细胞计数(erythrocyte count)在傍晚 5 点到早晨 7 点略降低,进食后也会降低(最多降低 10%),卧床患者红细胞计数最多降低 5.7%。65~74 岁男性红细胞计数参考值下限略降低,而 85 岁以上男性或女性红细胞计数结果没有明显变化。静脉穿刺时,由于静脉血长时间淤积而导致其结果异常升高。红细胞计数结果并不会因乙二胺四乙酸(EDTA)抗凝剂过量而受影响。仪器法红细胞计数结果精密度远高于手工法。

尿红细胞计数源自泌尿生殖道任何部位,并可能指示血液病、肿瘤、泌尿生殖系统疾病等,是相对非特异指标。单纯性血尿最常见的原因是尿道结石、肿瘤、结核、创伤、膀胱炎、前列腺炎,而肾小球源性复发性血尿的最常见原因是 IgA 肾病[IgA 为免疫球蛋白 A(immunoglobulin A)]。出现红细胞与红细胞管型常提示肾源性疾病,没有管型或蛋白尿表明非肾性病变。血尿也是抗凝药用量不当的早期信号。

【参考区间】

全血:男性为 $(4.3\sim5.8)\times10^{12}/L$;女性为 $(3.8\sim5.1)\times10^{12}/L$。

尿液:0~2 个/HPF。

【影响因素】

生理性因素

(1)全血升高:维生素 B_{12}(维生素 B_{12} 治疗可引起轻度红细胞增多症)。

(2)尿液升高:大黄(结晶尿可导致肾损伤,从而引起尿红细胞计数升高)。

(3)全血降低:蚕豆(葡萄糖-6-磷酸脱氢酶缺乏患者食用蚕豆后可导致溶血);奎宁(葡萄糖-6-磷酸脱氢酶缺乏患者服用奎宁后会导致溶血性贫血);洋地黄(洋地黄可导致再生障碍性贫血或全血细胞减少)。

(4)全血无影响:黑叶母菊(类风湿关节炎患者组和对照组均服用干燥黑叶母菊 6 周,两组红细胞计数无显著性差异);维生素 E[25 名吸烟和 25 名不吸烟男性每天服用 280 mg 维生素 E 10 周,吸烟组红细胞计数从 $(5.1\pm0.1)\times10^{12}/L$ 变化为 $(5.0\pm0.1)\times10^{12}/L$,不吸烟组从 $(5.0\pm0.1)\times10^{12}/L$ 变化为 $(5.2\pm0.1)\times10^{12}/L$,无显著性差异。32 名年龄为 60 岁及以上的健康人每天服用 800 mg 维生素 E,对红细胞计数无影响。1 013 名糖尿病患者服用维生素 E(每天 100 IU)3 个月,服药前后红细胞计数均为 $(5.0\pm0.1)\times10^{12}/L$]。

03 血细胞比容

血细胞比容在傍晚 5 点到早晨 7 点均略降低,餐后低于参考值 10%,静卧时低于参考值 5.7%。静脉穿刺时,由于静脉血长时间淤积导致其结果异常升高。65~74 岁男性血细胞比容参考值下限略有下降,85 岁以上男性或女性没有显著变化。

通过计算得到的血细胞比容与从离心法分离血浆得到的微量血细胞比容相

比,前者略低2%。妊娠女性血细胞比容常比非妊娠女性稍低。去氧血细胞比容常比富氧血低2%。失血、输血后测定的血细胞比容不能直接用于判断贫血。

【参考区间】
男性:0.40～0.50;女性:0.35～0.45。

【影响因素】
生理性因素

(1)升高:维生素B_{12}(有效治疗剂量的维生素B_{12}可导致轻度红细胞增多症,血细胞比容升高)。

(2)降低:茶(茶饮料所含鞣酸可导致铁吸收障碍,继发贫血);绿茶(已证明婴幼儿小细胞贫血与每天饮用超过250 mL绿茶有关,可能由于绿茶导致铁代谢受损);可可、咖啡、凉茶(餐后1小时摄入含多酚的咖啡、凉茶或可可的饮料可导致铁吸收障碍,继发贫血);大蒜(摄入大蒜粉可导致血细胞比容明显降低);蚕豆(蚕豆会导致葡萄糖-6-磷酸脱氢酶缺乏者溶血);豆类、谷物、大米(豆类、谷物和大米中的植酸可导致铁吸收障碍,继发贫血);奎宁(葡萄糖-6-磷酸脱氢酶缺乏者服用奎宁会导致溶血性贫血);藤地莓(长期服用藤地莓可发生肝损伤、恶病质和溶血性贫血);秋水仙(巨幼细胞贫血和再生障碍性贫血患者长期服用秋水仙后可观察到骨髓损伤)。

(3)无影响:红葡萄酒(10名健康男性饮用400 mL/d红葡萄酒1周,血细胞比容从0.465±0.027变化为0.455±0.029,2周后变化为0.458±0.028,无显著性差异);白葡萄酒(10名健康男性每天饮用400 mL白葡萄酒1周,血细胞比容从0.446±0.023变化为0.446±0.001,2周后变化为0.444±0.023,无显著性差异);维生素C(年轻男性给予不同剂量维生素C 14周,血细胞比容无影响);维生素E[25名吸烟和25名未吸烟男性每天服用280 mg维生素E 10周,吸烟组血细胞比容由0.46±0.01变为0.45±0.01,未吸烟组由0.44±0.01变为0.45±0.01,无显著性差异。32名60岁及以上健康受试者每天服用800 mg维生素E 30天,血细胞比容无明显变化。1 013名糖尿病患者服用维生素E(每天100 IU)3个月,血细胞比容从0.414±0.008降低至0.422±0.008,无显著性差异];复合维生素(31名未口服避孕药女性服用含叶酸复合维生素至少28天,血细胞比容降低0.004±0.004,无显著性差异)。

04　白细胞计数

美国国家健康和营养调查项目从1971年起收集了大量数据,这些数据显示美国不同人群的白细胞计数(leukocyte count)降低了4%~10%。1~15岁不同种族(白人和黑人)不同性别的白细胞计数均有所降低,而15~20岁升高,随后又降低,30岁后,白人男性白细胞计数高于女性,非裔和亚裔人群白细胞计数低于白人,以中性粒细胞计数降低为主。

脓尿白细胞数量和外观受尿pH、渗透量、温度、蛋白尿、细菌尿,以及尿排空和检查之间间隔时间的影响。磷酸盐尿不是脓尿,也是尿液混浊最常见的原因。当白细胞计数为50个/HPF时,反复尿培养阴性常提示为结核性、狼疮性肾炎,而肉眼脓尿提示肾脏、尿路脓肿破裂。白细胞伴管型常提示肾源性疾病。

【参考区间】

全血:$(3.5~9.5)×10^9/L$。

尿液:镜检法为男性0~3个/HPF,女性和儿童0~5个/HPF;试带法尿白细胞酯酶为阴性。

【影响因素】

1. 生理性因素

(1) 全血升高:黄芪(白细胞减少患者每天服用15 g或5 g纯黄芪制剂2次8周,白细胞计数分别升高82.8%和47.4%);莨菪(莨菪可导致白细胞计数升高);洋地黄(极少数情况下,洋地黄可导致白细胞计数升高);奎宁(奎宁可导致白血病/恶病质);马钱子碱(马钱子碱可引起肾上腺素升高,使白细胞计数升高)。

(2) 全血降低:秋水仙碱(长期摄入秋水仙碱可导致骨髓损伤,白细胞计数降低和再生障碍性贫血);洋地黄(洋地黄可导致粒细胞缺乏症/白细胞减少症);奎宁(奎宁可导致白细胞减少症)。

(3) 全血无影响:饮酒(饮酒后白细胞计数无变化);红葡萄酒[10名健康男性每天摄入400 mL红葡萄酒1周,白细胞计数由$(7.5±2.5)×10^9/L$升高至$(7.6±2.4)×10^9/L$,2周后至$(7.6±2.4)×10^9/L$,无显著性差异];白葡萄酒[10名健康男性每天摄入400 mL白葡萄酒1周,白细胞计数由$(7.8±2.0)×10^9/L$略降低至$(7.5±1.5)×10^9/L$,2周后变化为$(8.0±1.2)×10^9/L$,无显著性差异];野甘菊(类风湿关节炎患者服用野甘菊6周,与对照组相比,白细胞计数无明显变化);维生素E[25名吸烟者和25名非吸烟者每天服用280 mg维生素E连续10周,吸烟组白细胞计数由$(8.4±0.6)×10^9/L$略降低至$(8.2±0.5)×10^9/L$,未吸烟组白细胞计数由$(6.8±0.7)×10^9/L$略变化至$(6.8±0.8)×10^9/L$。32名60岁及以上的健康男性每天服用800 mg维生素E,对白细胞计数无明显影响]。

2. 分析性因素

尿液降低:维生素C[>1.14 mmol/L的维生素C(峰浓度为0.73 mmol/L)使

Cytur-Test 法检测白细胞计数结果呈假阴性〕;葡萄糖(>166.8 mmol/L 的葡萄糖使尿白细胞计数降低,同时导致 Ames Multistix 或其他试带法结果错误)。

05 淋巴细胞

淋巴细胞(lymphocyte)由骨髓多能造血干细胞分化为淋巴干(祖)细胞后发育而来,主要分为 T 淋巴细胞、B 淋巴细胞、自然杀伤细胞三类。淋巴细胞是人体主要的免疫细胞,观察其数量变化有助于了解机体免疫功能状态。

淋巴细胞增高由感染、药物反应、血液病、恶性肿瘤等引起,其降低与先天性疾病、感染、自身免疫病、血液恶性肿瘤等相关。

【参考区间】

淋巴细胞百分数: 15%~40%;淋巴细胞计数: $(1.1~3.2)×10^9$/L。

【影响因素】

生理性因素

(1)升高:饮酒(每天饮酒>1 次可导致淋巴细胞计数升高);人参(服用西伯利亚人参后全血淋巴细胞计数升高)。

(2)无影响:维生素 C、维生素 B_2、维生素 B_{12}(大剂量摄入维生素 C、维生素 B_2、维生素 B_{12}后,对淋巴细胞计数无影响)。

06 红细胞沉降率

红细胞沉降率(erythrocyte sedimentation rate, ESR)与血浆纤维蛋白原含量相关,与缗钱状红细胞产生也有直接关系。因此,异形红细胞会导致沉降速度减慢;阻塞性肝病时扁平红细胞增多会导致沉降速度加快。非贫血患者检测红细胞沉降率较检测血浆异常蛋白更敏感。

红细胞沉降率测定不能用于无症状患者的筛查。红细胞沉降率升高需结合详细病史和体检来分析病因。红细胞沉降率可用于诊断和监测颞动脉炎和风湿性多肌痛。诊断急性风湿热的标准包括红细胞沉降率。红细胞沉降率在类风湿关节炎中几乎没有诊断价值,但当临床表现模棱两可时,其在监测疾病活动方面可能有用。肿瘤、感染、结缔组织病患者中,红细胞沉降率通常是正常的,因此,红细胞沉降率不能用于排除这些疾病。

红细胞沉降率轻微上升时温氏法较敏感,在参考区间内时魏氏法较敏感,微量法可用于儿童红细胞沉降率测定。

【参考区间】

年　龄		参考区间(mm/h)	
		魏氏法	温氏法
儿童		0~10	0~13
成人	男性	<50 岁: 0~15 >50 岁: 0~30	0~9
	女性	<50 岁: 0~20 >50 岁: 0~20	0~20

【影响因素】

生理性因素

(1) 降低: 奎宁(摄入 2 mg/dL 奎宁 200 分钟,红细胞沉降率降低)。

(2) 无影响: 黑叶母菊(类风湿关节炎组和对照组服用干燥黑叶母菊 6 周,两组红细胞沉降率值无显著性差异)。

07　尿比重

尿比重(specific gravity, SG)随液体摄入量和水合状态而变化,有助于监测有尿路结石风险患者的液体摄入量。

冷藏标本会导致尿比重中度升高。不清洁的玻璃器皿、未标定的比重计、温度变化都会影响结果准确性。蛋白尿和糖尿时应纠正尿比重,其中 4 g/L 蛋白质可使尿比重增加 0.001,10 g/L 葡萄糖可使尿比重增加 0.004。当葡萄糖和尿素>1% 时,与其他试带相比,Chemstrip 试带尿比重会降低。酮酸症会使 Chemstrip 试带尿比重结果升高。尿比重>1.040 提示使用放射造影剂。碱性尿若 Multistix 试带尿比重为 ≤6.5,Chemstrip 试带尿比重为 7.0 时,手动读数需增加 0.05。

【参考区间】

12 小时尿(限液体摄入情况): >1.025;24 小时尿: 1.015~1.025。

年　龄	参考区间
新生儿	1.012
婴儿	1.002~1.006
成人	1.002~1.030

【影响因素】

分析性因素

（1）升高：葡萄糖（56 mmol/L 葡萄糖使折射计法、比重计法检测尿比重结果升高 0.004）。

（2）无影响：葡萄糖（≥0.06 mmol/L 葡萄糖对 Ames Multistix 及其他试带检测尿比重无影响）。

08 尿半乳糖

半乳糖（galactose）是一种还原性糖，可用薄层色谱法和特殊酶法检测。半乳糖激酶缺乏可引起一过性半乳糖血症和半乳糖尿症，进食含半乳糖物质或一杯牛奶后，应立即采集血液和尿液标本，以证明半乳糖异常增高。

【参考区间】

标 本	年龄（状态）	参考区间（mmol/L）
全血或血浆	新生儿	0~1.11
	随后	<0.28
全血		0~0.45
血浆		0~0.3
尿液	新生儿	0~1.5
	1~2 周	0~1.10
	成人	0~0.3

【影响因素】

生理性因素

（1）血清升高：不含半乳糖膳食（所有体内可测到半乳糖浓度为 0~12 mmol/L 的患者中，9 名摄入不含半乳糖膳食的患者体内半乳糖降低至 1~1.5 mmol/L）。

（2）尿液升高：乳糖（正常人口服负荷量乳糖后尿液半乳糖升高，90 分钟后达最大值）。

09 尿亚硝酸盐

亚硝酸盐（nitrites，NIT）分为无机和有机亚硝酸盐，均可用于疾病治疗。治疗时,机体可完全代谢医用剂量的亚硝酸盐。氰化物中毒时,亚硝酸钠可用作解毒剂。亚硝酸钠也可用作食物加工的固化剂。亚硝酸根离子在血浆中代谢迅速,但可在浓缩尿中测得。

【参考区间】

阴性。

【影响因素】

分析性因素

假阴性:维生素 C(>1.42 mmol/L 维生素 C 使 Ames Multistix 或其他试带法检测低于 0.06 mg/dL 亚硝酸盐结果呈假阴性)。

10　出血时间

出血时间(bleeding time, BT)用于检测血小板整体功能,但不是一个敏感和特异的指标,其使用率已越来越低。出血时间在评估有出血史的患者时可能是有价值的,但不能用于无出血史个体的围手术期筛查。

出血时间易受多种因素影响(如检测时血压、切口长度、吸血技术等)。仅有经验的人才能操作,理想情况下,应由同一技术人员/团队操作。最早出血时间源于 Duke 法,采用耳垂穿刺,随后改良为 Ivy 法和模板法(Surgicutt 和 Simplate),后两种方法均是在上臂使用血压表套袖,并加压到 40 mmHg,以增加前臂毛细血管压力,在前臂正中采取针刺切口(Ivy 法)或平行切口(模板法)进行试验。

【参考区间】

成人:2~9 分钟。

【影响因素】

生理性因素

(1)升高:菜籽油(36 名高血脂患者每天摄入 30 mL 菜籽油 4 个月,出血时间从 257 秒显著升高至 400 秒);银杏[在 1 项随机交叉研究中纳入 10 名健康男性志愿者,观察银杏与西洛他唑(一种磷酸二酯酶抑制药)和氯吡格雷(一种抗血小板药物)间的相互作用。银杏与西洛他唑同时服用时,与单独服用西洛他唑或氯吡格雷两组相比,出血时间明显延长,出血时间延长与长期服用银杏有关];人参(人参可延长出血时间,且不能与华法林同时服用)。

(2)无影响:植物油补充(8 名轻度原发性高血压患者每天补充 50 mg 植物油 6 周,出血时间无显著性差异)。

11 凝血酶原时间

凝血酶原时间(prothrombin time, PT)是最广泛使用的体外凝血实验。凝血酶原时间可用于评估外源凝血途径和共同凝血途径,当血浆中凝血因子Ⅱ、凝血因子Ⅴ、凝血因子Ⅶ、凝血因子Ⅹ、纤维蛋白原含量降低时,凝血酶原时间会延长。不同厂商凝血活酶试剂对凝血酶原时间检测凝血因子缺乏的灵敏度是不同的,与试剂中凝血活酶来源于人、兔或牛有关。

凝血酶原时间最常用于口服抗凝药(华法林)监测,结果以"秒"报告,并计算 INR。1983 年开始推荐报告 INR,以改进凝血酶原时间报告标准化。试剂厂商的每种凝血活酶都应设定国际敏感指数(international sensitivity index, ISI),ISI 通过比较试剂对低浓度维生素 K 依赖凝血因子与世界卫生组织(World Health Organization, WHO)一级参考物质的反应得到。

尽管 INR 报告改进了结果一致性,但不同实验室之间 INR 结果仍存在明显变异,这些差异与局域性变异如局域性实验室试剂和(或)检测系统有关。推荐使用高敏感性、低 ISI 的凝血活酶试剂(如重组凝血活酶)来提高 INR 检测的精密度和准确度,更好地用于口服抗凝剂监测。近年建立了静脉和动脉血栓预防和治疗的最佳 INR 范围的国际共识。

【参考区间】

参考区间因凝血活酶试剂而不同,每个实验室应建立自身参考区间。

成人: 11~16 秒;新生儿更长,6 个月后达到成人水平。

华法林监测: INR 通常为 2~3。

【影响因素】

生理性因素

(1) 升高: 红葡萄酒(10 名健康男性每天饮用 400 mL 红葡萄酒 1 周,凝血酶原时间活动度由 90.2%±6.9% 升高至 96.2%±4.0%,2 周后升高至 98.2%±3.2%,无显著性差异);白葡萄酒(10 名健康男性每天饮用 400 mL 白葡萄酒 1 周,凝血酶原时间活动度由 91.3%±6.3% 升高至 96.9%±4.8%,2 周后升高至 99.2%±4.1%,无显著性差异);大蒜(同时服用大蒜和华法林可使 INR 和血浆华法林浓度升高);甘菊(甘菊含羟基香豆素,同时服用甘菊和华法林可导致累加效应);丹参(1 名 48 岁女性近 1 个月同时服用华法林和丹参,INR 升高>5.62。丹参有止血功效,包括抑制血小板聚集、增强抗凝血酶活性、干扰外源凝血和增强纤溶活性);奎宁(奎宁可抑制肝内凝血酶原形成);番木瓜树(番木瓜树与华法林联用可使 INR 升高);小槲树[1 名女性持续服用低剂量小槲树 10 个月,凝血酶原时间升高至 15.9 秒(参考区间 10.9~13.7 秒)];菠萝酶(菠萝酶在动物体内可持续作用超过 4 小时);维生素 E(维生素 E 和华法林可发生相互作用);矿物油(矿物油可抑制维生素 K 吸收)。

(2)降低:豆奶(1 名持续服用华法林的男性 INR 为 2.5,每天饮用豆奶 4 周,INR 降低至 1.6,停用豆奶 7 天,INR 升高至 1.9,随后维持华法林治疗 2 个月,INR 为 2.0~3.0);贯叶连翘(服用贯叶连翘后再服用华法林能降低华法林功效);高丽参(高丽参可降低血浆华法林浓度,引起凝血酶原时间、INR 降低);诺丽(1 名女性在 1 周的前 5 天每天服用 6 mg 香豆素,后 2 天每天服用 7 mg 香豆素,同时该女性逐渐增加诺丽汁的摄入量,从每天一小杯变为每天两小杯,INR 为 1.50~1.60,并产生香豆素治疗抵抗。当停用诺丽汁后,INR 升高至 2.1,表明其对香豆素的抵抗是饮用诺丽汁所致);维生素 C(凝血酶原时间升高的抗凝药使用的患者,服用维生素 C 后凝血酶原时间降低;说明维生素 C 可减弱抗凝药作用)。

(3)无影响:维生素 C(每天服用 1 g 维生素 C 对凝血试验结果无影响。维生素 C 对多数患者凝血酶原时间无影响)。

12　蛋白 C

杂合子性蛋白 C(protein C, PC)缺乏常伴静脉血栓风险增加。纯合子性蛋白 C 缺乏罕见,常伴新生儿静脉血栓,临床表现为新生儿暴发性紫癜。

蛋白 C 测定包括抗原和功能测定。抗原测定包括 ELISA 法、免疫电泳法、放射免疫法。功能测定包括凝固法、发色底物法,后者因干扰少而更广泛地应用,推荐发色底物法作为初筛试验。

蛋白 C 缺乏症诊断需先排除获得性因素,不推荐在急诊/急性血栓病时检测蛋白 C。因蛋白 C 消耗和患者接受口服抗凝药华法林治疗会导致蛋白 C 降低,推荐患者停用口服抗凝药(最好 30 天)后再检测。推荐做进一步家系研究。

【参考区间】

70%~140%。实验室应建立自身参考区间。新生儿和婴儿因肝脏未成熟,蛋白 C 常生理性减低。正常和杂合子个体蛋白 C 结果会重合。

【影响因素】

生理性因素

无影响:咖啡(健康志愿者每天饮用 4~6 杯萃取或煮咖啡 9 周,蛋白 C 无明显降低)。

13 蛋白S

蛋白S(protein S, PS)是肝脏合成的一种维生素K依赖蛋白质,作为辅因子参与活化蛋白C发挥抗凝作用。正常血浆中,蛋白S存在两种形式:一种为游离形式,约占40%,另一种与C4b结合,约占60%。仅游离蛋白S表达生物活性,而结合形式的蛋白S功能是失活的。

血浆蛋白S测定是必需的。蛋白S可检测功能(活性)和免疫(抗原)。目前,ELISA法可检测游离和结合形式的蛋白S抗原,游离蛋白S测定比总蛋白S测定更有用,推荐蛋白S功能检测作为初筛试验。

蛋白S水平随年龄、性别、激素而变化。在急性血栓期(蛋白S正常可初步排除蛋白S缺乏症)最好不要检测蛋白S。

【参考区间】

总蛋白S:65%~140%。新生儿和婴儿蛋白S浓度常较成人高。

【影响因素】

生理性因素

无影响:咖啡(健康志愿者每天饮用4~6杯萃取或煮咖啡9周,血浆蛋白S和游离蛋白S无明显降低)。

14 组织型纤溶酶原活化物抑制物

纤溶酶原活化物抑制物(plasminogen activator inhibitor-1, PAI-1)是正常纤溶系统的一种糖蛋白,可抑制组织型纤溶酶原活化物(tissue-type plasminogen activator, tPA)和尿激酶型纤溶酶原活化物(urokinase-type plasminogen activator, uPA)。纤溶酶原活化物抑制物缺乏或过量可引起出血或血栓。其增高无预期临床价值,也没有足够证据表明检测纤溶酶原活化物抑制物能用于评估血栓形成倾向。

纤溶酶原活化物抑制物很少用于纤溶系统评估。纤溶酶原活化物抑制物活性采用发色底物法检测。纤溶酶原活化物抑制物抗原采用ELISA法检测。因为纤溶酶原活化物抑制物以游离或与组织型纤溶酶原活化物结合的形式存在,参考区间很难建立,每个实验室应建立自身参考区间。纤溶酶原活化物抑制物缺乏或过量可引起出血或血栓。纤溶酶原活性日间变化很大,早餐后是午餐后结果的2倍以上,但其增高无预期临床价值。

【参考区间】

活性:常<15 kIU/L;抗原:常为11~69 ng/mL。

【影响因素】

生理性因素

（1）升高：饮酒（8 名健康男性晚餐饮用 2 杯葡萄酒 1 小时，PAI-1 活性较未饮酒对照组升高 28%。饮用 2 杯葡萄酒和 2 杯杜松子酒 4 小时，PAI-1 活性升高 230%）；咖啡因（14 名健康年轻志愿者摄入咖啡因 1 周，PAI-1 抗原性为 0.80 fg/血小板，无显著差异。停止摄入咖啡因 1 周，PAI-1 抗原性升高至 1.14 fg/血小板）。

（2）无影响：饮酒（8 名健康男性饮用 2 杯葡萄酒和 2 杯杜松子酒后，PAI-1 抗原性较对照组相比无显著差异）。

15　纤维蛋白（原）降解产物

纤溶酶降解纤维蛋白原形成纤维蛋白（原）降解产物，降解纤维蛋白凝块形成纤维蛋白降解产物，包括 D-二聚体。纤维蛋白（原）降解产物［fibrin（ogen）degradation products，FDP］检测的是纤维蛋白原和纤维蛋白形成的终产物（X、Y、D 和 E）。

半定量纤维蛋白（原）降解产物测定采用乳胶凝集法，通过对不同稀释度的测定，直至肉眼观察凝集消失。

D-二聚体是纤维蛋白凝块形成和降解的更灵敏的标志物，纤维蛋白（原）降解产物也可检出纤维蛋白（原）的降解（原发性纤溶）。纤维蛋白（原）降解产物常作为弥散性血管内凝血（disseminated intravascular coagulation，DIC）的实验室检测流程之一。

【参考区间】

成人：<10 mg/L；弥散性血管内凝血：通常>40 mg/L。

【影响因素】

1. 生理性因素

无影响：饮酒［12 名健康志愿者按每天 1.5 g/kg 体重摄入乙醇对纤维蛋白（原）降解产物检测无影响］。

2. 分析性因素

无影响：葡萄糖［27.8 mmol/L 葡萄糖对 Do Pont 系统检测纤维蛋白（原）降解产物无影响］。

16　纤维蛋白肽 A

目前，凝血激活标志物大多数用于研究，非临床常规使用，包括凝血酶原片段 1.2、纤维蛋白肽 A(fibrinopeptide A)、纤维蛋白肽 B、纤维蛋白单体、凝血酶-抗凝血酶复合物(thrombin-antithrombin complexes，TAT)、血小板第 4 因子(platelet factor 4，PF4)和 β-血小板球蛋白。上述标志物增高提示凝血正在激活,可能发生血栓或弥散性血管内凝血。

当凝血酶原转化成凝血酶时,从凝血酶原释放的肽,称为凝血酶原片段 1.2。当纤维蛋白原转化成纤维蛋白时,从纤维蛋白原释放的肽,分别称为纤维蛋白肽 A 和纤维蛋白肽 B,剩余部分纤维蛋白原称为纤维蛋白单体。随后纤维蛋白单体聚合形成纤维蛋白凝块。当凝血酶形成后,抗凝血酶与凝血酶结合形成凝血酶-抗凝血酶复合物,抑制凝血酶,防止过度凝集。血液凝固的同时出现血小板消耗(血小板减少)和血小板标志物激活(如血小板第 4 因子和 β-血小板球蛋白)。和蛋白 C 和蛋白 S 一样,纤维蛋白原和抗凝血酶被消耗。当患者出现纤溶标志物时,表示血栓形成或弥散性血管内凝血。除 D-二聚体和纤维蛋白(原)降解产物外,其他标志物临床检测不常用。

常采用免疫法检测纤维蛋白肽 A,RIA 法是一种灵敏的方法。

【参考区间】

阴性。

【影响因素】

生理性因素

降低:大蒜(20 名高脂血症患者摄食大蒜 4 周,纤维蛋白肽 A 降低 10%)。

17　激肽释放酶原

与凝血因子ⅩⅡ和高分子激肽原(high-molecular kininogen，HMWK)缺乏类似,激肽释放酶原(prekallikrein)缺乏会导致 APTT 时间延长,但无出血倾向。

最初怀疑激肽释放酶原缺乏是通过混合试验发现,即 APTT 纠正支持凝血因子缺乏。若没有出血史,大多数实验室会检测凝血因子ⅩⅡ。若凝血因子ⅩⅡ正常,进一步检测激肽释放酶原和高分子激肽原,多采用发色底物法。

激肽释放酶原试验类似于其他 APTT 为基础的凝血因子试验,采用患者血浆与乏激肽释放酶原血浆一起孵育来检测。也可采用筛检试验,患者标本预孵育后与白陶土样激活剂接触激活,若孵育后 APTT 纠正,提示激肽释放酶原缺乏。

【参考区间】

成人:50%~150%。

【影响因素】

生理性因素

尿液无影响：乙醇、咖啡、茶、巧克力（摄入乙醇、咖啡、茶和巧克力对激肽释放酶原检测无明显影响）。

18　血黏度

正常婴儿血浆黏度（viscosity）的数值与血细胞比容直接相关，切变率为每秒46时黏度为11.5 cP。

影响血黏度的因素包括球蛋白浓度、固有黏度（IgM>IgA>IgE>IgG）、凝集能力（IgM和IgG3）、分子不对称性、冷沉淀能力、免疫复合物形成、与其他血浆蛋白相互作用等。

相对黏度表达为血浆（血清）与水的流动时间之比。

【参考区间】

样本类型	参 考 区 间
全血（脐带血）	切变率为每秒11.5时，黏度<11.8 cP；切变率为每秒46时，黏度<7.0 cP
血浆	1.00~1.24 cP（37℃，与水比较）

【影响因素】

生理性因素

（1）血浆黏度降低：大蒜（摄入大蒜粉后血浆黏度明显降低）。

（2）全血黏度升高：饮酒（4名健康男性志愿者摄入100 mg乙醇，2小时全血黏度进行性升高，15小时明显升高。12名健康男性志愿者按1.5 g/kg体重摄入乙醇，2小时全血黏度无明显改变）。

第二节　临床生化检验项目

01　蛋白电泳

血清蛋白电泳(protein electrophoresis)中 α1 球蛋白区带主要包括 α1 抗胰蛋白酶、α1 载脂蛋白和 α1 酸性糖蛋白。α2 区带主要包括 α2 巨球蛋白、结合珠蛋白及载脂蛋白 B,其中,肾病综合征患者 α2 巨球蛋白会明显升高。

β 球蛋白区带主要包括转铁蛋白(铁缺乏时增加)、血红素结合蛋白、补体成分、抗凝血酶和免疫球蛋白。新鲜血清中,β 区带常能区分;较小的 β 球蛋白区带主要包括脂蛋白。当标本降解后,β2 区带逐渐消失,不再可见,尤其是保存 3 天以上的标本。IgA 型单克隆蛋白常迁移到 β 区带或近 β-γ 接合区带,最终,可能因 β 区带模糊而误判。

γ 球蛋白区带主要包括 IgG、IgA、IgM、IgD 和 IgE。γ-、β-或 α-区带出现尖峰可能因 M 蛋白所致,需用免疫固定电泳确诊,并证明性质。纤维蛋白原迁移到 γ 区带和近 β-γ 接合区带,抗凝治疗、凝血病患者或标本未完全凝固的血浆标本较常见。类似于纤维蛋白原,C 反应蛋白(C-reactive protein, CRP)也可迁移 γ 区带,若明显增加的话可显示小的区带。若不做免疫固定电泳的话,纤维蛋白原和 C 反应蛋白易被误认为 M 蛋白。

室温下单克隆冷球蛋白(以 IgM 最常见)会形成沉淀,导致 M 蛋白峰定量假性减低。此时,若怀疑为冷球蛋白应在电泳前将标本置于 37℃ 加温。单克隆免疫球蛋白可多聚化(最常见为 IgM,次之为 IgA),抑制最佳迁移。标本需要使用还原剂如 2-巯基乙醇进行预处理。

当评估脑脊液(cerebrospinal fluid, CSF)寡克隆区带时,常采用高分辨率琼脂糖凝胶电泳法。脑脊液电泳图像应与同时检测的血清标本结果进行比较。银染能增加检测灵敏度。脑脊液 γ 区寡克隆区带主要见于多发性硬化症者,也可见于其他中枢神经系统(central nervous system, CNS)疾病,如神经梅毒、亚急性硬化性全脑炎、进行性风疹性全脑炎、感染性疾病,转移性和原发性 CNS 恶性肿瘤等。

【参考区间】

标本类型	年　龄	参　考　区　间					
		前白蛋白	白蛋白	α1 球蛋白	α2 球蛋白	β 球蛋白	γ 球蛋白
血清(g/L)	0~15 天	—	30~39	1~3	3~6	4~6	7~14
	15 天~1 岁	—	22~48	1~3	5~9	5~9	5~13

续 表

标本类型	年 龄	参 考 区 间					
		前白蛋白	白蛋白	α1 球蛋白	α2 球蛋白	β 球蛋白	γ 球蛋白
血清(g/L)	1~16 岁	—	36~52	1~4	5~12	5~11	5~17
	>16 岁	—	39~51	2~4	4~8	5~10	6~12
	成人	—	35~50 或 32~55	1~3	6~10	7~11	8~16
脑脊液(%)	成人	2~7	56~76	2~7	4~12	8~18	3~12

【影响因素】

分析性因素

血清无影响：维生素 C(0.46 mmol/L 维生素 C 对 Olympus-Hite 系统检测蛋白电泳无影响,仅蛋白位置略发生改变)。

02 铁蛋白

铁蛋白(ferritin)存在于网状内皮系统(reticuloendothelial system, RES),由蛋白质衣壳、脱铁铁蛋白(分子量445 000)和不同含量的铁组成,如氢氧化铁-磷酸复合物。

血清铁蛋白含 20%~25%铁,能很好反映正常人和铁缺乏患者的铁贮存量;1 μg/L 血清铁等于 8 mg(143 μmol)铁贮存量。

铁蛋白摄取铁时,需要将 Fe^{2+} 氧化成 Fe^{3+}。血清铁蛋白测定是反映未伴发缺铁状态、原发性血色病和输血铁尘肺的铁贮存利用良好的指征。在铁负荷过量和某些慢性病时,血清铁蛋白不能可靠地估计铁贮存量。随年龄增加,血清铁蛋白浓度的中位数和变异增加。

在没有其他疾病的情况下,血清铁蛋白测定是极灵敏的早期缺铁的指征。但是,铁负荷过多时,血清铁蛋白灵敏度不如血清铁、总铁结合力或转铁蛋白饱和度百分比。

【参考区间】

年 龄		参考区间(μg/L)
新生儿		25~200
1 月		200~600
2~5 月		50~200
6 月~15 岁		7~140
成人	男性	20~250
	女性	10~120

【影响因素】

1. 生理性因素

（1）血清升高：乙醇［参与老年人营养体质调查的 60~100 岁非酗酒者（373 名男性、213 名女性），依据每天乙醇摄入量分为 0~4 g 组、5~14 g 组和 ≥15 g 组，血液中视黄醇、铁、转铁蛋白、高密度脂蛋白、谷草转氨酶和谷丙转氨酶浓度随乙醇摄入量增加而升高，而维生素 B_2、铜、锌、尿素、肌酐随乙醇摄入量增加而降低］；饮酒（葡萄牙男性按每天饮酒量分为 ≤10 g 组、10~60 g 组和 ≥60 g 组，血清铁蛋白对数浓度分别为 4.25 μg/L、4.65 μg/L 和 5.05 μg/L。女性铁蛋白浓度比同样每天饮酒 <10 g 的男性低。铁蛋白随饮酒量增加而升高，从不饮酒者铁蛋白为 120 μg/L，每天饮酒 10 g 者为 140 μg/L，每天饮酒 20~50 g 者为 220 μg/L，每天饮酒 60~100 g 者为 260 μg/L）。

（2）血清降低：维生素 C（仅静脉切开术患者，摄入不同剂量维生素 C 14 周，铁蛋白降低）。

（3）血清无影响：维生素 C（178 名来自斯威士兰和津巴布韦农村的受试者每天服用 1~2 g 维生素 C 2 天，血浆铁蛋白无明显改变）；复合维生素［31 名未口服避孕药女性服用含叶酸复合维生素至少 28 天，铁蛋白无明显改变（-0.51±2.16 μg/L）］。

2. 分析性因素

血清无影响：生物素（当铁蛋白浓度为 10.4~11.9 μg/L 时，10 ng/mL 生物素对 Ortho Vitros Eci 系统检测铁蛋白影响 <10%。<50 ng/mL 生物素对 Roche Elecsys 1010、Roche Elecsys 2010、Modular Analytics 系统检测铁蛋白影响 <10%。生物素对 Boehringer Mannheim ES300 Enzymum-Test kit method 检测铁蛋白无明显影响）。

03　可溶性转铁蛋白受体

可溶性转铁蛋白受体（soluble transferrin receptor, sTfR）是转铁蛋白特异性膜受体，可介导细胞对铁的摄取，分子量为 1 900 000（跨膜二聚体）、95 000（跨膜单体）和 85 000（可溶性或血清单体）。转铁蛋白受体（transferrin receptor, TfR）与各类转铁蛋白结合形成复合物。转铁蛋白-TfR 复合物内化，铁释放到细胞质中。除成熟红细胞外，TfR 存在于几乎所有细胞表面，尤其是在未成熟红细胞、胎盘组织、肝脏及分裂活跃细胞上有高表达。

TfR 是两个 95 000 亚单位以二硫化链接形成的二聚体。每个亚单位由 61 个氨基酸的 N 端胞质区域、跨膜区域和大的细胞外区域组成。细胞外区域被蛋白酶裂解，释放到循环中，形成 74 000 单体。

血清可溶性转铁蛋白受体主要是细胞外单体的降解产物,与转铁蛋白形成复合物。可溶性转铁蛋白受体与体内细胞转铁蛋白受体总浓度成正比,说明患者骨髓红系有核细胞贮存了足量的铁。约80%可溶性转铁蛋白受体在骨髓红系内。

在铁缺乏的情况下,可溶性转铁蛋白受体代表红系总体造血的定量测定,较骨髓检查更敏感,更少侵入性。与铁蛋白测定相比,可溶性转铁蛋白受体测定是鉴别缺铁性贫血和慢性病贫血更可靠的标志物。缺铁性贫血伴慢性病贫血患者血浆转铁蛋白浓度通常正常或增高,但可溶性转铁蛋白受体浓度通常不增高,除非骨髓铁供应受限。

不同检测系统可溶性转铁蛋白受体检测结果不能直接比较,因为参考区间不同。

【参考区间】

年　龄	参考区间(mg/L)
1 岁	4.5~1.11
11~12 岁(青春期前男性)	4.7~9.2
成人	2.9~3.8

【影响因素】

生理性因素

降低:维生素 C(178 名来自斯威士兰和津巴布韦农村的受试者每天服用 1~2 g 维生素 C 2 天,可溶性转铁蛋白受体由 2.58±1.87 mg/L 明显降低至 2.26±1.12 mg/L)。

04　β2 微球蛋白

β2 微球蛋白(β2 - microglobulin, β2 - m)是主要组织相容性复合体(major histocompatibility complex, MHC)Ⅰ类抗原,是低分子量的蛋白质,存在于所有有核细胞表面,大多由近曲小管重吸收和代谢,是免疫激活和近曲小管功能的标志物。存在于大多数体液中。

当肾功能不全时,β2 微球蛋白积聚、糖基化并形成纤维沉淀于组织中,所以 β2 微球蛋白是透析相关淀粉样变的原因。

许多恶性血液病,血清 β2 微球蛋白含量可增高。已发现血清 β2 微球蛋白含量与某些淋巴组织增生性肿瘤有关,特别是多发性骨髓瘤,所以 β2 微球蛋白是这些疾病预后的良好标志物。

β2 微球蛋白在 pH<7.0 的尿液中不稳定,pH<6.0 时明显影响结果,因此,推荐尿液标本在排出后应碱化,随机尿和酸性 pH 不能提供准确的结果。

【参考区间】

样　本	年　龄	参考区间(mg/L)
	新生儿	<3
	0~59 岁	<1.9
血液	60~69 岁	<2.1
	>70 岁	<2.4
24 小时尿液		<0.3
脑脊液		1.5±0.2

【影响因素】

分析性因素

无影响:葡萄糖(葡萄糖对 Orgono Teknika Auraflex 系统检测尿 β2 微球蛋白无影响)。

05　C 反应蛋白

C 反应蛋白是五聚蛋白家族成员,分子量为 105 000~114 000。炎症细胞因子如白细胞介素-6 可刺激肝脏分泌 C 反应蛋白。C 反应蛋白可参与机体固有免疫应答,能激活补体系统,结合免疫球蛋白片段 C(fragment C, Fc)受体,作为某些微生物的调理素。基于钙离子依赖机制,C 反应蛋白能与病原菌结合,如流感嗜血杆菌、杜氏利什曼原虫和肺炎球菌壁表面的多聚糖。已有证据表明,C 反应蛋白还具有清除核抗原和破坏细胞膜的作用。

C 反应蛋白能与磷脂酰胆碱结合而破坏细胞膜,暴露染色质和小核糖核蛋白引起自身免疫。C 反应蛋白激活后转入细胞核。对小鼠的研究表明,C 反应蛋白能防止自身免疫性疾病的进展和感染致死。

高灵敏的 C 反应蛋白检测有助于评估血管炎症和心血管危险分层。研究表明,C 反应蛋白与动脉粥样硬化有关,C 反应蛋白升高时内皮细胞表达和一氧化氮合酶活性降低。C 反应蛋白可作为动脉粥样硬化的独立危险因素,C 反应蛋白增高提示心血管疾病患者发病率和冠心病死亡率增高。

C 反应蛋白和红细胞沉降率相关性良好,但 C 反应蛋白出现和消失均更早于红细胞沉降率。

【参考区间】

C 反应蛋白: 新生儿为 13~444 μg/L; 成人为 68~8 200 μg/L。

冠心病风险	C 反应蛋白(μg/L)
低	<1
中	1~3
高	>3(超过 10)

【影响因素】

生理性因素

降低: 饮酒(与不饮酒和偶尔饮酒者相比, 中度饮酒者 C 反应蛋白降低, 提示乙醇可能通过参与抗炎来减轻冠心病); 低碳水化合物膳食(75 名肥胖者随机摄入低碳水化合物膳食 6 个月, C 反应蛋白由 42 μg/L 降低至 34 μg/L, 而正常膳食者 C 反应蛋白由 42 μg/L 降低至 39 μg/L)。

06 葡萄糖

葡萄糖(glucose, Glu)可用全血、血清或血浆等标本测定, 但诊断糖尿病时, 推荐使用血浆标本。使用 WHO 或 ADA 标准而非参考区间来诊断糖尿病。

动脉血糖高于静脉血糖。测空腹血糖时, 空腹时间应控制在 6~8 小时。

己糖激酶法是测定血清或血浆葡萄糖的参考方法。葡萄糖氧化酶/耗氧法与该参考方法的相关性最好, 具有高精密度和高准确度。葡萄糖氧化酶/过氧化氢操作过程存在很多变异情况, 如有的是采用指示剂染料来检测过氧化氢产物, 而这些染料的氧化可导致结果正偏移。所以, 检验人员应认识到此类方法的差异, 会产生不同的结果。

高糖血症是内源性肾上腺素产生的原因, 可使胰岛素释放减少, 特别是非选择性 β 受体阻滞剂(如普萘洛尔)可影响糖原分解。特殊糖尿病群体会持续存在低糖血症或恢复正常。

血细胞比容>55% 会使试带法检测结果减低, 而<35% 则会使试带法检测结果增高。某些试带结果准确性与采用特定检测仪有关。当血细胞比容>55% 或葡萄糖>27.75 mmol/L 时, 试带法检测结果需用传统方法验证。试带法可用于检测非低糖血症, 需连续监测 72 小时或 12 小时以上, 需用血浆葡萄糖作为参考标准校准。

不同试带法葡萄糖定量检出限为 2.2~4.2 mmol/L。糖尿病患者肾糖阈增加(葡萄糖>13.9 mmol/L)。当尿 pH 降低、酮体和盐浓度增高时,试带法尿葡萄糖检测结果会呈现假阴性。高比重可抑制尿液颜色形成,低比重则相反。当比重>1.02 和 pH 增加时,会引起灵敏度减低和葡萄糖结果假性减低。

尿液和脑脊液标本室温放置时间过长,微生物污染引起糖酵解使葡萄糖检测结果降低。尿液酸化可使试带转黑。酮体不干扰 Chemstrip 试带检测结果。不稳定的糖尿病患者,尿葡萄糖检测可能会误诊,推荐使用家用血糖仪监测血糖。假阴性结果常见于使用氟化钠防腐剂。

化脓性脑膜炎者经抗生素治疗后,脑脊液葡萄糖含量可迅速恢复正常。

【参考区间】

WHO/ADA 糖尿病诊断标准:空腹为 ≥7.0 mmol/L;葡萄糖耐量 2 小时 ≥11.1 mmol/L。

检 测 方 法	标　本	年龄(状态)	参考区间(mmol/L)
湿化学法	血浆/血清	新生儿(脐带血)	2.5~5.3
		早产儿	1.1~3.3
		新生儿	1.7~3.3
		1 天	2.2~3.3
		>1 天	2.8~4.4
		儿童	3.3~5.6
		成人　<60 岁	4.1~5.9
		60~90 岁	4.6~6.4
		>90 岁	4.2~6.7
湿化学法	24 小时尿液	男性(<40 岁)	0.02~1.00 mmol/g 肌酐
		男性(≥40 岁)	0.10~1.89 mmol/g 肌酐
		女性(<40 岁)	0.03~1.13 mmol/g 肌酐
		女性(≥40 岁)	0.04~1.84 mmol/g 肌酐
	随机尿	男性	0.06~2.33
		女性	0~18.3
试带法	随机		阴性
湿化学法	脑脊液	婴儿和儿童	3.3~4.4
		成人	2.2~3.9

【影响因素】

1. 生理性因素

(1)血清升高:绿茶(摄入含咖啡因的绿茶与普通茶叶有相同作用,但咖啡因含量越少对血糖影响也越小）；阿拉伯茶（糖尿病患者饮用阿拉伯茶可导致高血糖症）；咖啡［摄入 200 mL 咖啡（5 mg 咖啡因），血清葡萄糖升高 0.5 mmol/L。咖啡刺激代谢导致血糖浓度升高］；咖啡因［摄入 200 mL 咖啡（5 mg 咖啡因），血清葡萄糖升高 0.5 mmol/L］；巧克力（10 名健康人摄入 100 g 黑巧克力 30 分钟，血清葡萄糖由 5.1±0.2 mmol/L 明显升高至 6.2±0.3 mmol/L，60 分钟为 5.1±0.5 mmol/L，180 分钟为 5.2±0.2 mmol/L）；香蕉（7 名 2 型糖尿病男性患者摄入 50 g 青黄色香蕉，葡萄糖曲线下面积$_{0 \sim \infty}$升高至每小时 6.3±1.6 mmol/mmol/L。摄入黄色带有棕色斑点的香蕉后曲线下面积$_{0 \sim \infty}$升高至每小时 7.3±1.7 mmol/mmol/L，与摄入 50 g 葡萄糖后曲线下面积$_{0 \sim \infty}$每小时 15.1±2.2 mmol/mmol/L 比较，60 分钟葡萄糖浓度升高分别为 2.9±0.3 mmol/L、3.4 mmol/L、5.6±0.6 mmol/L）；麻黄和瓜拉纳［16 名健康成人服用 2 剂量麻黄和瓜拉纳（咖啡因）化合物（1 剂量含 23.2 mg 总麻黄生物碱和 167 mg 源于瓜拉纳种子提取物的咖啡因），服用麻黄和瓜拉纳化合物组血清葡萄糖曲线下面积$_{0 \sim 5 小时}$为每小时 3.07±3.79 mmol/mmol/L，较安慰剂组每小时 0.90±4.05 mmol/mmol/L 明显升高，服用麻黄和瓜拉纳化合物组血清葡萄糖曲线下面积$_{5 \sim 10 小时}$每小时 5.36±4.72 mmol/mmol/L 也高于安慰剂组每小时 2.79±4.46 mmol/mmol/L］；大麻（大麻可导致血清葡萄糖升高）；碳水化合物（输注富含碳水化合物的注射液 1 小时，血浆葡萄糖和其他成分可能增加）；葡萄糖（含葡萄糖的注射液可使循环血浆葡萄糖浓度升高。使用 Boehringer Mannheim Reflotron 和 HemoCue β-Glucose photometer 系统检测浓度变化很大的全血葡萄糖时无显著性差异）；蔗糖（10 名健康者摄入 55 g 蔗糖 30 分钟，血清葡萄糖由 5.2±0.1 mmol/L 明显升高至 8.3±0.5 mmol/L，60 分钟为 6.4±0.6 mmol/L，120 分钟为 4.4±0.3 mmol/L，180 分钟为 4.6±0.1 mmol/L）。

（2）尿液升高：乳糖（健康人口服乳糖负荷量 90 分钟，尿葡萄糖达峰值）；花楸果（超剂量花楸果可导致伴蛋白尿的肾损伤）。

（3）血清降低：墨角藻、肉碱（墨角藻、左旋肉碱有降血糖作用）；大麻（摄入大麻约 4 小时有降血糖作用）；维生素 C（糖尿病患者服用维生素 C 15 天，空腹葡萄糖明显降低）；角豆树、角豆胶（角豆树、角豆胶可导致胃肠道内容物黏性增加，有降血糖作用）；胡芦巴（20 名无冠状动脉疾病的轻度 2 型糖尿病患者每天服用 5 g 胡芦巴 1 个月，空腹葡萄糖由 9.68±0.52 mmol/L 明显降低至 7.88±0.53 mmol/L，餐后葡萄糖也明显降低。健康组及 20 名无冠状动脉疾病的重度 2 型糖尿病患者服用相同剂量胡芦巴，空腹和餐后葡萄糖无明显降低）；人参［一组受试者每天服用100 mg 人参 8 周，空腹葡萄糖为 7.7 mmol/L，另一组每天服用 200 mg 人参 8 周，空腹葡萄糖为 7.4 mmol/L，服用安慰剂组空腹葡萄糖为

8.3 mmol/L。人参降低血糖的机制不明,可能是通过降低餐后血糖且不会引起2型糖尿病餐前低血糖症从而改善血糖控制情况。摄入西伯利亚人参提取液可使血糖浓度降低。一组非糖尿病或2型糖尿病患者服用3 g人参或安慰剂(与25 g葡萄糖负荷同时服用或糖负荷40分钟前服用),非糖尿病患者仅糖负荷之前服用人参的葡萄糖曲线下面积$_{0\sim\infty}$降低18%±31%($P<0.05$)。与此相反,糖尿病患者无论人参在糖负荷之前服用(降低19%±22%)或与糖负荷一起服用(降低22%±17%),葡萄糖曲线下面积$_{0\sim\infty}$均明显降低($P<0.05$)];希腊鼠尾草(希腊鼠尾草叶子汤剂和注射液可降低动物葡萄糖浓度,但对血浆胰岛素浓度无影响。此药在以色列和塞浦路斯用于糖尿病的治疗);瓜尔胶(25名健康人每天服用30 g瓜尔胶6周,葡萄糖较安慰剂组的4.8±0.4 mmol/L明显降低至4.5±0.5 mmol/L。9名每天服用7 mg格列本脲的2型糖尿病患者随三餐服用5 g瓜尔胶4周,葡萄糖由11.3 mmol/L降低至10.5 mmol/L);匙羹藤[27名接受胰岛素治疗的1型糖尿病患者服用400 mg/d匙羹藤。服用匙羹藤患者空腹葡萄糖6~8个月后由12.88±0.68 mmol/L降低至9.82±0.8 mmol/L,16~18 m降低至8.33±0.64 mmol/L,与单独接受胰岛素治疗组相比无显著性差异。22名2型糖尿病患者口服常规降血糖药物同时每天服用400 mg匙羹藤连续18~20个月,空腹葡萄糖由9.66±0.39 mmol/L明显降低至6.94±0.22 mmol/L(降低了28.7%),较单独使用降血糖药物组有显著性差异];羟丙甲纤维素(2型糖尿病患者服用10 g高黏度羟丙甲纤维素150分钟,葡萄糖最多降低24%);车前草[27名2型糖尿病患者每天服用10.2 g车前草,22名患者每天服用安慰剂(微晶纤维素)。车前草治疗组治疗8周,空腹葡萄糖由11.56±0.7 mmol/L明显降低至8.64±0.53 mmol/L(降低了25.3%),而安慰剂治疗组治疗8周,空腹葡萄糖由9.94±0.60 mmol/L升高至12±1.4 mmol/L。18名2型糖尿病患者服用车前草后,与安慰剂组相比,早餐晚餐后葡萄糖峰值分别降低14%和20%];紫草(紫草的多糖成分可降低血葡萄糖);奎宁(健康志愿者静脉注射奎宁,血清葡萄糖由4.88 mmol/L降低至3.77 mmol/L);囊状紫檀(93名2型糖尿病患者每天服用2~4 g囊状紫檀树皮提取物12周,空腹葡萄糖由8.4±0.96 mmol/L明显降低至6.6±1.28 mmol/L,餐后葡萄糖由12.0±1.19 mmol/L明显降低至9.49±1.62 mmol/L);维生素E(13名糖尿病患者每天服用100 IU维生素E 3个月,血清葡萄糖由11.6±1.3 mmol/L明显降低至8.8±1.2 mmol/L);饮酒(由于糖异生抑制,饮酒2~4小时血浆葡萄糖明显降低。急性饮酒20小时可导致葡萄糖明显降低);红葡萄酒(10名健康男性每天摄入400 mL含11%乙醇的红葡萄酒1周,血清葡萄糖由5.66±0.75 mmol/L明显降低至5.05±0.63 mmol/L,2周为5.24±1.02 mmol/L);白葡萄酒(10名健康男性每天摄入400 mL含11%乙醇的白葡萄

酒 1 周,血清葡萄糖由 5.29±0.52 mmol/L 明显降低至 5.02±0.31 mmol/L,2 周为 5.51±0.83 mmol/L);橄榄油、洋葱(橄榄油、洋葱可降低葡萄糖)。

(4) 血清无影响:饮酒(服用曲格列酮的患者单纯摄入乙醇,对血浆葡萄糖无影响);大蒜(20 名健康人每天服用 900 mg 大蒜 6 周,血清葡萄糖由 5.55±0.61 mmol/L 变为 5.66±0.72 mmol/L,12 周为 5.44±0.67 mmol/L,无显著性差异。42 名门诊患者每天服用 900 mg 大蒜粉片剂 12 周,血清葡萄糖无明显改变);高碳水化合物膳食[21 名男性摄入普氏饮食(高复合碳水化合物,低脂肪,低胆固醇)26 天,血清葡萄糖由 5.49±0.5 mmol/L 略降低至 5.33±0.33 mmol/L];橄榄油(9 名健康男性每天摄入 30 g 橄榄油 7 天,血清葡萄糖无明显改变。18 名 1 型糖尿病患者摄入橄榄油补充 8 周,血清葡萄糖无明显改变);芥花油(36 名高脂血症患者摄入 30 mL/d 芥花油 4 个月,血清葡萄糖无明显改变);大麻(大麻对血清葡萄糖无影响);果糖[14 名受试者摄入高果糖膳食或高淀粉膳食 28 天,葡萄糖(5.0±0.1 mmol/L)无明显改变];维生素 C(12 名非糖尿病者每天摄入 1 g 维生素 C 3 个月,血清葡萄糖无明显改变。健康者每天摄入 750 mg 或 1 500 mg 维生素 C,血清葡萄糖与对照组比较无显著性差异);维生素 E(10 名高浓度丙二醛 2 型糖尿病患者每天摄入 600 mg 维生素 E 3 个月,血清葡萄糖由 7.7±1.9 mmol/L 变为 7.8±2.7 mmol/L,无显著性差异。20 名 1 型糖尿病患者每天摄入 600 mg 或 1 200 mg 维生素 E 2 个月,血清葡萄糖无明显改变)。

2. 分析性因素

(1) 血清升高:维生素 C[1 mmol/L 维生素 C 可使葡萄糖激酶法吸光度增加 17.9%,0.5 mmol/L 维生素 C 可使吸光度增加 11.4%。1 mmol/L 维生素 C 可使 Technicon SMA 12/60 系统检测葡萄糖升高。>0.341 mmol/L 维生素 C(血清最高浓度 0.193 mmol/L)可使葡萄糖脱氢酶法检测葡萄糖升高。维生素 C 可增加邻甲苯胺法的敏感度。使用碱性铁氰化钾法测量时,5.68 mmol/L 维生素 C 等同于 3.3 mmol/L 葡萄糖];半乳糖[>100 mg/L 半乳糖(参考区间上限 2 倍)可使 Roche Diagnostics Accu-Chek Comfort Curve glucose meter 系统检测末梢血葡萄糖升高。>100 mg/L 半乳糖可使 Ortho Vitros 系统检测葡萄糖升高];乳糖(使用葡萄糖氧化酶法测定时,10 g/L 乳糖等同于 0.3 mmol/L 葡萄糖。使用碱性铁氰化钾法测定时,10 g/L 乳糖等同于 3.0 mmol/L 葡萄糖。使用 Lever 系统 p-HBAH 法测定时,10 g/L 乳糖等同于 1.3 mmol/L 葡萄糖);麦芽三糖[麦芽三糖可作为艾考糊精代谢物,用于持续不卧床腹膜透析。1.2 g/L 麦芽三糖对 Accutrend Sensor Glucocard Memory 和 One Touch Ⅱ analyzers 系统检测葡萄糖有明显干扰(>0.5 mmol/L)];木糖(>0.06 g/L 木糖可使 Roche Diagnostics Accu-Chek Comfort Curve glucose meter 系统检测末梢血葡萄糖升高。2.5 g/L 木糖可使 Ortho Vitros 系统检测葡萄糖升高。邻甲苯胺法、FeCN、新亚铜试剂法检测血清葡萄糖无特异性）。

（2）尿液升高：维生素 C（尿中 14.2 mmol/L 维生素 C 可使 Ames Clinitest tablets 检测结果呈假阳性。低浓度维生素 C 可使 Clinitest 检测正常结果呈痕量，高浓度维生素 C 影响较少）；果糖、半乳糖、乳糖（果糖、半乳糖、乳糖可使 Ames Clinitest tablets 检测结果阳性）。

（3）血清降低：维生素 C[>0.14 mmol/L 维生素 C（血清最高浓度 0.19 mmol/L）可使 Ames Seralyzer 系统检测葡萄糖降低。>0.57 mmol/L 维生素 C 可使 Vitros/Ektachem 系统检测葡萄糖降低。>0.57 mmol/L 维生素 C 可使 Ortho Vitros 系统检测葡萄糖降低，但无临床意义。>0.71 mmol/L 维生素 C 可使 GOD – PERID 法检测葡萄糖降低。>0.85 mmol/L 维生素 C 可使 GOD/POD – PAP 法检测葡萄糖降低。1.4 mmol/L 维生素 C 可使 Boehringer Mannheim BM1 – 44 系统检测葡萄糖略降低 0.10 mmol/L，使 Medisense Exatech 系统检测葡萄糖降低 0.22 mmol/L，使 Miles Ames Glucostix 系统检测葡萄糖明显降低 0.63 mmol/L，使用 Medisense Satellite G 系统检测葡萄糖明显降低 0.48 mmol/L。维生素 C 可使 Technicon SMAC 系统葡萄糖氧化酶法检测葡萄糖略降低（每 0.06 mmol/L 维生素 C 降低 0.036 mmol/L 葡萄糖）。维生素 C 可使葡萄糖氧化酶偶联法检测葡萄糖略降低]。

（4）尿液降低：维生素 C[葡萄糖浓度为 58 mmol/L 时，2.27 mmol/L 维生素 C 干扰 BM33071 系统检测 20% 尿液标本葡萄糖，但葡萄糖浓度为 27.8 mmol/L 时无影响，0.57~1.14 mmol/L 维生素 C 对此法检测尿葡萄糖无影响。葡萄糖浓度为 27.8 mmol/L 时，2.27 mmol/L 维生素 C 干扰 Hema-Combistix 系统检测 90% 尿液标本葡萄糖，0.57~1.14 mmol/L 维生素 C 对此法检测尿液葡萄糖无影响。58 mmol/L 维生素 C（正常尿中浓度达 7.17 mmol/L）可使 Diabur-test 系统检测葡萄糖呈假阴性。葡萄糖浓度为 4.16~6.94 mmol/L 时，27.8 mmol/L 维生素 C 可使 Ames Keto-Diastix、Diastix、Multistix、Clinistix 法检测葡萄糖结果呈假阴性。葡萄糖浓度为 5.55 mmol/L 时，58 mmol/L 维生素 C 可使 Chemstrip7、Lema-Combistix 法检测葡萄糖呈阴性，Chemstrip UG 法呈弱阳性。尿量正常时，维生素 C 可使 Ecur-test、Diabur-test 5000、Rapignost basis screen、TesTape 法检测葡萄糖明显降低。与其他试纸相比，维生素 C 对 Boehringer Mannheim BM33071 系统检测葡萄糖仅有极轻微影响。维生素 C 可抑制葡萄糖氧化酶法中色原性物质，使葡萄糖降低。维生素 C 可抑制 TesTape、Clinistix 法检测葡萄糖。维生素 C 对 Redia-test、L – Combur – 5 – test、Labstix、Rapignost、Meditest 法检测葡萄糖有明显影响，对 BM33071 法仅有轻微影响]。

（5）血清无影响：维生素 C[0.14~14.2 mmol/L 维生素 C 对 Du Pont aca 系

统检测血清葡萄糖无影响。0.17 mmol/L 维生素 C 对 Beckman Coulter Synchron 系统已糖激酶终点法检测葡萄糖影响<0.18 mmol/L。0.23 mmol/L 维生素 C 对 Ames Seralyzer 系统葡萄糖氧化酶法检测血清葡萄糖无影响,但>0.23 mmol/L 维生素 C 可使血清葡萄糖明显降低,但无临床意义。0.28 mmol/L 维生素 C(参考区间上限 2.5 倍)对 Roche Diagnostics Accu-Chek Comfort Curvex 系统检测末梢血葡萄糖无影响。0.28 mmol/L 维生素 C 对 Markwell Medical instrument 系统检测血清葡萄糖无影响。0.28 mmol/L 维生素 C 对 Neeley 系统酚试剂(MBTH)法检测血清葡萄糖无影响。0.8 mmol/L 维生素 C 对 Ames Seralyzer 系统已糖激酶法检测血清葡萄糖无影响,但随维生素 C 浓度升高,葡萄糖浓度不成比例地升高,但浓度未超出生理范围,无临床意义。1.14 mmol/L 和治疗浓度维生素 C 对 Boehringer Mannheim Reflotron 系统检测血清葡萄糖无影响,但随维生素 C 浓度升高,血糖浓度降低。1.42 mmol/L 维生素 C 对 Du Pont aca 系统已糖激酶/葡萄糖-6-磷酸脱氢酶法检测血清葡萄糖无影响。1.42 mmol/L 维生素 C 对 Du Pont Dimension 系统检测血清葡萄糖无影响。5.68 mmol/L 维生素 C 对已糖激酶/葡萄糖-6-磷酸脱氢酶法检测血清葡萄糖无影响。5.68 mmol/L 维生素 C 对 Roche Cobas Ready 系统检测血清葡萄糖无影响。56.8 mmol/L 维生素 C 对 Lever 系统 p-HBAH 法检测血清葡萄糖无影响];咖啡因[0.1 g/L 咖啡因(治疗范围上限 6.7 倍)对 Roche Diagnostics AccuChek Comfort Curve 系统检测末梢血葡萄糖无明显影响];β 胡萝卜素[6 mg/L β 胡萝卜素(参考区间上限 3 倍)对 Roche Diagnostics AccuChek Comfort Curve 系统检测末梢血葡萄糖无明显影响];果糖 [0.3 g/L 果糖(参考区间上限 4 倍)对 Roche Diagnostics Accu Chek Comfort Curve 系统检测末梢血葡萄糖无明显影响。0.45 g/L 果糖对 Scott 系统葡萄糖激酶法检测血清葡萄糖无影响。3 g/L 果糖对 Ortho Vitros 系统检测血清葡萄糖无明显影响];半乳糖(0.45 g/L 半乳糖对 Scott 系统检测血清葡萄糖无影响。0.6 g/L 半乳糖对 Ortho Vitros 系统检测血清葡萄糖无影响。1 g/L 半乳糖对 Fuji Drichem 系统检测血清葡萄糖无影响。2 g/L 半乳糖对 Coburn 系统已糖激酶法检测血清葡萄糖无影响。半乳糖对已糖激酶法或葡萄糖氧化酶法检测葡萄糖无影响。4 g/L 半乳糖对 Ames Seralyzer 系统已糖激酶法检测血清葡萄糖无影响);乳糖 [0.1 g/L 乳糖(超过参考区间上限 20 倍)对 Roche Diagnostics Accu Chek Comfort Curve 系统检测末梢血葡萄糖无影响。2 g/L 乳糖对 Coburn 系统已糖激酶法检测血清葡萄糖无影响];麦芽三糖[1.2 g/L 麦芽三糖(作为用于持续不卧床腹膜透析艾考糊精代谢物)对 Chiron 865、EmL105、Hitachi 911、Clucotouch、One Touch Profile、Precision 系统检测血清或全血葡萄糖无影响(<0.5 mmol/L)];油酸 [1.4 mmol/L 油酸(参考区间上限 3.5 倍)对 Roche Diagnostics Accu-Chek Comfort

Curve 系统检测末梢血葡萄糖无影响]；棕榈酸[0.8 mmol/L 棕榈酸（参考区间上限 4 倍）对 Roche Diagnostics Accu-Chek Comfort Curve 系统检测末梢血葡萄糖无明显影响]；奎宁[急性超剂量（1.5 mg/dL）奎宁对 Technicon SMAC 系统检测血清葡萄糖无影响]；山梨醇[0.635 g/L 山梨醇（治疗范围上限 1 443 倍）对 Roche Diagnostics Accu-Chek Comfort Curve 系统检测末梢血葡萄糖无明显影响。10 g/L 山梨醇对葡萄糖氧化酶法、碱性铁氰化钾法、邻甲苯胺法及 Lever 系统 p-HBAH 法检测血清葡萄糖无影响]；蔗糖[6 mg/L 蔗糖（参考区间上限 10 倍）对 Roche Diagnostics Accu-Chek Comfort Curve 系统检测末梢血葡萄糖无明显影响]；香草醛（0.1 g/L 香草醛对碱性铁氰化钾法和 Gochman 葡萄糖氧化酶法检测血清葡萄糖无影响）；维生素 E[0.2 g/L 维生素 E（参考区间上限 10 倍）对 Roche Diagnostics Accu-Chek Comfort Curve 系统检测末梢血葡萄糖无明显影响]；木糖（0.25 g/L 木糖对 Ortho Vitros 系统检测血清葡萄糖无影响。0.45 g/L 木糖对 Scott 葡萄糖激酶法检测血清葡萄糖无影响。2 g/L 木糖对 Coburm 系统已糖激酶法检测血清葡萄糖无影响。600 g/L 木糖对 Fuji Drichem 系统检测血清葡萄糖无影响）。

07 果糖胺

果糖胺（fructosamine），也称为糖化白蛋白（glycated albumin），是指糖化的血清蛋白质，是一份糖（葡萄糖）和一份血清蛋白（白蛋白）非酶促反应的产物。

部分低蛋白血症（白蛋白）患者果糖胺测定结果可假性减低，解释结果时须注意患者是否存在血清蛋白比例异常的情况。蛋白浓度校正后可提高与空腹血糖、糖化血红蛋白的相关性。使用白蛋白/总蛋白校准，公式为：果糖胺$_{校准总蛋白}$＝果糖胺/总蛋白×70 g/L；果糖胺$_{校准白蛋白}$＝果糖胺/白蛋白×41 g/L（70 和 41 代表糖尿病患者的均值）。

血红蛋白、抗坏血酸和铜蓝蛋白可抑制果糖胺产生。血红蛋白异常不影响检测结果。

【参考区间】

果糖胺$_{校准白蛋白}$：191~265 μmol/L。

年　龄	参考区间
儿童	较成人水平低5%
18~60 岁	202~282 μmol/L

【影响因素】

生理性因素

（1）升高：低纤维膳食（11名健康志愿者摄入低纤维/高糖膳食6周,血清果糖胺由1.71%明显升高至1.95%）。

（2）降低：维生素C（12名非糖尿病者每天摄入1 g维生素C 1个月、2个月、3个月,血清果糖胺由1.6%明显降低至1.1%。12名健康志愿者每天摄入1 g维生素C 3个月,血清果糖胺由1.56%降低至1.04%）;高纤维膳食（11名健康志愿者摄入高纤维低糖膳食6周,血清果糖胺由1.71%明显降低至1.33%）。

（3）无影响：果糖（14名健康者摄入高果糖、高淀粉膳食28天,血清果糖胺分别为1.2%±0.1%和1.3%±0.1%,无显著性差异）。

08 木糖

木糖吸收试验（xylose absorption test）可用于评价吸收不良情况,评估小肠近端黏膜对碳水化合物的吸收。为了排除肾潴留,若同时检测血液和尿液中的木糖,应验证增高的实验结果。肾病患者只需检测血清木糖,而功能性无肾患者检验结果不可靠。实验前24小时,患者应禁食富含高浓度戊糖的食物（一种类似于D木糖的糖）,包括水果、果酱和甜点。

【参考区间】

样 本	年龄（状态）	参 考 区 间
全血	儿童,服用1小时	>2 mmol/L
	成人,25 g剂量2小时	>1.7 mmol/L
5小时尿液	25 g剂量,<65岁	>26.64 mmol/5 h
成人	>65岁	>23.31 mmol/5 h

【影响因素】

1. 生理性因素

（1）升高：水果、蔬菜（摄入大量水果、蔬菜后尿液木糖较空腹升高）。

（2）降低：洋地黄、罂粟碱（洋地黄、罂粟碱可导致肠道耐受、吸收受损,使木糖排泄减低）。

2. 分析性因素

升高：半乳糖（>20 g/L半乳糖可干扰溴苯胺生成而使尿液木糖升高）。

09　唾液酸

唾液酸(sialic acid，SA)是一组化合物的通用名称,源自9-碳单糖的衍生物。唾液酸通常是糖蛋白和糖脂等寡糖的末端糖残基。唾液酸的功能是稳定糖蛋白构象、蛋白酶抵抗、细胞表面受体成分、抗原决定簇、细胞间相互作用和发育调节等作用。人血浆糖蛋白和糖脂上最常见的唾液酸是5-N-乙酰神经氨酸,常与半乳糖相连。正常人血浆中基本不存在O-乙酰化衍生物。

【参考区间】

血清:1.58~2.22 mmol/L。

尿液:

年　龄	参考区间(mmol/mol 肌酐)	
	总唾液酸	游离唾液酸
3 月	105.1~302.7	24.3~139.9
6 月	78.3~225.7	18.6~110.8
1 岁	67.5~201.5	16.9~94.1
2 岁	60.1~128.3	8.2~76.4
3 岁	47.5~119.7	13.0~69.0
4 岁	51.8~118.0	14.8~58.8
5 岁	45.7~104.9	11.2~49.6
6 岁	36.5~103.5	10.9~50.9
7 岁	41.1~114.5	10.4~53.2
8 岁	27.4~81.4	8.2~34.4
9 岁	27.0~81.4	12.0~40.6
10 岁	26.4~56.5	11.8~33.0
11~12 岁	26.6~68.6	7.7~29.7
13~15 岁	26.6~71.6	10.1~35.1
16~19 岁	16.9~62.3	9.0~27.8
20~29 岁	10.5~44.9	3.9~20.3
30~39 岁	20.1~56.5	9.0~32.2
40~49 岁	28.8~76.2	11.0~34.2
50~59 岁	23.3~69.9	13.8~36.6
60~69 岁	23.4~66.2	12.9~30.9

【影响因素】

分析性因素

(1)血清无影响:维生素 C、葡萄糖(>11.33 mmol/L 维生素 C 和>280 mmol/L

葡萄糖对 Takahashi 等使用 N–乙酰–D–甘露糖胺法检测血清唾液酸无影响)。

（2）尿液无影响：维生素 C、葡萄糖(>11.33 mmol/L 维生素 C 和>280 mmol/L 葡萄糖对 Takahashi 等使用 N–乙酰–D–甘露糖胺法检测尿液唾液酸无影响)。

10 乳酸

使用止血带或握紧拳头可使乳酸(lactic acid,LA)升高。标本保存不当、运动和过度换气也会使乳酸迅速升高。麦卡德尔病患者开始运动 1 分钟内,乳酸不会增加。当阴离子隙>18 mmol/L 且排除其他原因如肾衰竭、摄入水杨酸盐、甲醇中毒、乙醇滥用和明显酮症酸中毒时,应考虑为乳酸酸中毒。

近年,测定脑脊液乳酸可作为中枢神经系统疾病筛查的有用实验,有助于细菌性脑膜炎和病毒性脑膜炎的鉴别诊断。细菌性脑膜炎和真菌性脑膜炎乳酸会超过 3.9 mmol/L,而病毒性脑膜炎常<3.9 mmol/L。结果可疑时,微生物培养可作为最终诊断。头部创伤患者若脑脊液乳酸升高提示预后差。

【参考区间】

标本类型	参考区间(mmol/L)
静脉血	比色法：0.9~1.7；酶法：0.5~2.2
动脉血	比色法：<1.3；酶法：0.5~1.6
脑脊液	新生儿：1.1~6.7；3~10 天：1.1~4.4；>10 天：1.1~2.8；成人：1.0~2.9

【影响因素】

1. 生理性因素

（1）血浆升高：葡萄糖(静脉输注葡萄糖可改变酸碱平衡导致乳酸升高)；乳糖(摄入乳糖后,血浆乳酸在 1 小时后达到峰值,并持续 2 小时)；山梨醇(静脉注射山梨醇可使血浆乳酸升高)；木糖醇(木糖醇负荷试验组乳酸是对照组 4 倍)；乙醇[多项研究表明,饮酒抑制糖异生,使血浆乳酸升高,急性饮酒(24 小时)乳酸可升高 1 倍]。

（2）唾液升高：乳糖(摄入乳糖后,唾液乳酸在 1 小时后达到峰值,并持续 2 小时)。

（3）血浆无影响：果糖(14 名健康受试者摄入高果糖或高淀粉膳食 28 天,乳酸为 1.0±0.1 mmol/L,无显著性差异)。

2. 分析性因素

（1）降低：维生素 C(>0.8 mmol/L 维生素 C 可使 Beckman Coulter LX20 系统检测血浆乳酸明显降低)。

（2）无影响：维生素 C（0.07 mmol/L 维生素 C 对 Beckman Synchron CX4/5 系统检测血浆乳酸影响<0.1 mmol/L。3.41 mmol/L 维生素 C 对酶法检测血浆乳酸无影响）；果糖、半乳糖、葡萄糖、蔗糖（30 mg/dL 果糖、60 mg/dL 半乳糖、600 mg/dL 葡萄糖、60 mg/dL 蔗糖对 Ortho Vitros 系统检测血浆乳酸无影响）。

11　丙酮酸

丙酮酸（pyruvic acid，PA）测定用乳酸和丙酮酸比值表示，结合乳酸和葡萄糖测定值可诊断恶性高热。

如标本在 1 分钟内未加入蛋白沉淀剂（如偏磷酸），丙酮酸含量会降低。患者应在禁食和静息状态下进行实验。麦卡德尔病患者运动后血液丙酮酸含量也不会增加。

【参考区间】

成人：空腹静脉血为 34~103 μmol/L；动脉血为 2~9 μmol/L。

【影响因素】

生理性因素

（1）升高：葡萄糖（静脉输注葡萄糖可使丙酮酸升高）。

（2）降低：山梨醇、木糖醇（静脉输注山梨醇、木糖醇可使丙酮酸略降低）。

12　酮体

酮体（ketone body）由丙酮、乙酰乙酸和 β-羟丁酸组成。硝普钠法检测乙酰乙酸敏感性高于丙酮 10~20 倍，不能检测 β-羟丁酸（酮体主要成分）。Acetest 试带和 Chemstrip 试带能检测丙酮和乙酰乙酸，但 Multistix 试带不能检测丙酮。尿液丙酮检出限 Acetest 试带为 3.4~4.3 mmol/L，Chemstrip 试带为 6.0~12.0 mmol/L，乙酰乙酸检出限为 0.5~1.0 mmol/L。

有时糖尿病血液酮体浓度增高，而尿酮体正常。患者丙酮强阳性，血浆阴离子隙、碳酸氢盐、葡萄糖在参考区间内，提示乙醇中毒。血浆定量乙酰乙酸罕见用于代谢性疾病检测。尿酮体检测可用于确认减重养生法。

Acetest 试带更适用于系列稀释血清样本，因其与乳酸结合颜色差异更明显。

溶血会使试带褪色。使用前 Acetest 试带失效会使血清结果假性减低。假阴性结果还见于标本处理不当使丙酮挥发或细菌分解。潮湿会降低 Acetest 试带的检测灵敏度。假阳性结果见于高色素尿、8-羟基喹啉防腐剂。

【参考区间】

检验项目	样 本	状 态	参考区间
乙酰乙酸	血清或血浆	正常	阴性或<0.1 mmol/L
	尿液	正常	阴性
丙酮	血清或血浆	正常	<0.34 mmol/L
		酮症酸中毒	1.72~12.04 mmol/L
		职业暴露	<1.72 mmol/L
		中毒	>3.44 mmol/L
	尿液	正常	阴性或 0.05 mmol/L
		职业暴露	>4.65 mmol/L

【影响因素】

1. 生理性因素

血清升高:乙醇(大量饮酒可导致酮症酸中毒)。

2. 分析性因素

(1)尿液升高:肌醇(肌醇可干扰尿酮体检测)。

(2)血清无影响:维生素 C、葡萄糖(1.71 mmol/L 维生素 C、58 mmol/L 葡萄糖对 Uno 法检测血清酮体无影响)。

13 总胆固醇

总胆固醇(total cholesterol, TC)个体内生物学变异为 6%左右,存在季节性改变,冬季较夏季高 0.056 mmol/L(男性)或 0.155 mmol/L(女性)(高胆固醇血症患者季节差异更大)。由于生物学和分析性变异,临床决策可能至少需 2 套标本。

美国国家胆固醇教育计划推荐所有 20 岁以上成人应通过测定总胆固醇、低密度脂蛋白胆固醇、高密度脂蛋白胆固醇和三酰甘油来筛查冠心病风险。美国儿童胆固醇教育计划已证实,胆固醇含量在青少年和成人阶段有很强的关联性,推荐有先天性心脏病家族史或父母其中一方为高胆固醇血症的儿童应进行筛查,如总胆固醇 ≥5.18 mmol/L,应检测各项脂蛋白指标做随访评估。

根据美国国家胆固醇教育计划实验室标准化小组的定义,胆固醇测定的目标总误差为 9%,精密度变异系数为 3%,与疾病预防控制中心参考方法相比偏移是±3%。

【参考区间】

年　龄	临床决定值(mmol/L)		
	理想值	临界高值	高　值
儿童	<4.4	4.4~5.15	≥5.18
成人	<5.18	5.18~6.19	≥6.22

【影响因素】

1. 生理性因素

(1) 血清升高：绿茶(饮用含咖啡因的绿茶和普通茶叶有相同作用,但因咖啡因含量少,故影响也小);红茶(男性红茶摄入量与总胆固醇稍相关,但女性无相关性);咖啡[约 10 000 名饮用咖啡者,总胆固醇升高。不饮用咖啡、每天饮用 1~3 杯、每天饮用 4 杯及以上咖啡的男性,平均总胆固醇分别为 5.9 mmol/L、6.1 mmol/L和 6.2 mmol/L,女性也有类似升高现象。和对照组相比,每天饮用 9 杯以上咖啡的男性总胆固醇升高 0.28~0.60 mmol/L(4.6%~10.5%),女性升高 0.27~0.61 mmol/L(4.7%~11.3%),饮用煮咖啡影响尤为显著。逾 2 100 人在综合年龄、种族、肥胖、吸烟和饮酒等因素后,发现不同性别咖啡饮用量与总胆固醇存在正相关,相关系数分别为 0.134 和 0.160。41 名健康受试者每天饮用 5.7 杯煮咖啡 1 个月,总胆固醇比饮用相同量萃取咖啡者高。每天饮用 4 杯萃取咖啡者,总胆固醇(6.26 mmol/L)明显高于饮用 4 杯普通咖啡者(5.83 mmol/L),每天饮用 5 杯萃取咖啡者,总胆固醇(6.51 mmol/L)明显高于饮用 5 杯普通咖啡者(5.86 mmol/L)];饮酒(10 名健康男性中等量饮酒 6 周,总胆固醇由 3.96±0.23 mmol/L 略升高至 4.16±0.31 mmol/L);白葡萄酒(10 名健康男性每天摄入 400 mL 白葡萄酒 1 周,总胆固醇由 5.12±0.69 mmol/L 略升高至 5.34±0.81 mmol/L,2 周至 5.32±0.96 mmol/L);维生素 C(动脉硬化时可活化动脉);β 胡萝卜素(31 名参与皮肤癌预防项目的患者每天服用 50 mg β 胡萝卜素 1 年,总胆固醇由 5.53 mmol/L 略升高至 5.84 mmol/L,对照组无明显升高);果糖[14 名受试者摄入高果糖膳食 28 天,总胆固醇(4.47±0.16 mmol/L)明显高于摄入高淀粉膳食受试者(4.10±0.18 mmol/L)]。

(2) 血清降低：绿茶(饮用绿茶能降低总胆固醇);大豆纤维(17 名轻度高胆固醇血症男性每天摄入 50 g 大豆蛋白和 20 g 大豆纤维 4 周,总胆固醇由 5.95±0.85 mmol/L 显著降低至 7.45±0.96 mmol/L);乙醇(6 名健康受试者按 0.6 g/kg 体重静脉注射乙醇 30 分钟,总胆固醇平均降低 10%~14%,之后 4 小时仍保持较低浓度。急性饮酒 2~3 小时,总胆固醇降低约 12%);大蒜[22 名轻至中度高胆固醇血症患者服用 9.6 mg 大蒜素肠溶片 12 周,总胆固醇明显降低了 0.36 mmol/L,

较安慰剂组降低了 4.2%。20 名高脂血症患者服用大蒜干 4 周,总胆固醇降低了 10%。高脂餐后摄入大蒜可使总胆固醇明显降低。20 名健康受试者每天摄入 900 mg 大蒜 6 周,总胆固醇由 6.78±0.91 mmol/L 降低至 6.41±0.80 mmol/L,12 周降低至 6.39±1.03 mmol/L。42 名门诊患者每天服用 900 mg 大蒜粉片剂 12 周,总胆固醇由 6.78±0.88 mmol/L 降低至 6.39±1.17 mmol/L,较安慰剂组(由 7.14±0.17 mmol/降低至 7.09±0.75 mmol/L)降低更明显。5 项研究 meta 分析发现,每天摄入大蒜 1/2~1 瓣可使总胆固醇降低 9%,约 0.59 mmol/L(95%置信区间:0.44~0.75 mmol/L)。经常食用大蒜者总胆固醇降低 4%~6%,约 0.41 mmol/L];米糠(大量摄入米糠可影响总胆固醇);橄榄油[28 名 50 岁以上门诊患者摄入 20 g/d 特级初榨橄榄油,总胆固醇由 7.05±0.18 mmol/L 显著降低至 6.23±0.20 mmol/L。24 名健康志愿者摄入以橄榄油为基础的膳食(41%能量源于脂质)18 天,总胆固醇由 5.20 mmol/L 降低至 4.55 mmol/L];葵花籽油[87 名高血压患者每天服用硝苯吡啶同时摄入 30~35 g 葵花籽油 60 天,总胆固醇降低至 4.58 mmol/L,明显低于 40 例单独服用硝苯吡啶的高血压患者(5.32 mmol/L)];大豆蛋白[38 项临床对照研究(730 例)meta 分析发现,大豆蛋白替代动物蛋白可使总胆固醇明显降低,较对照组降低了 0.60 mmol/L(0.3%)。每天摄入 31~47 g 大豆蛋白可使总胆固醇显著降低。肾病综合征患者通过大豆蛋白膳食能显著降低总胆固醇];胡桃[18 名健康男性摄入由胡桃替代 20%能量的低胆固醇膳食 1 个月,总胆固醇由 4.71±0.59 mmol/L 降低至 4.14±0.59 mmol/L(降低 12.4%)。在 1 项随机对照研究中,18 名健康男性摄入美国国家胆固醇教育项目推荐膳食或等量由胡桃替代 20%能量的膳食 4 周,平均总胆固醇较对照组降低了 0.58 mmol/L];燕麦麸(10 名高胆固醇血症男性摄入燕麦麸膳食 21 天,总胆固醇平均降低了 12.8%。64 名胆固醇为 6 mmol/L 的志愿者摄入燕麦谷物膳食 4 周,总胆固醇明显降低了 2.23%);燕麦纤维(13 名高胆固醇血症患者每天摄入 77 g 燕麦纤维,总胆固醇由 6.31 mmol/L 降低了 0.23 mmol/L);纤维素(年轻女性每天摄入 100 g 纤维素可使总胆固醇降低);高碳水化合物膳食[21 名男性摄入普氏膳食(高碳水化合物、低脂、低胆固醇膳食)26 天,总胆固醇由 5.92±0.23 mmol/L 显著降低至 4.68±0.18 mmol/L];高纤维膳食(10 名高胆固醇血症患者摄入高碳水化合物、高纤维膳食 21 天,总胆固醇平均降低 6.4%。34 名 50 岁男性摄入高纤维膳食 8 周,和低纤维膳食组相比,总胆固醇由 5.95±0.20 mmol/L 降低至 5.68±0.17 mmol/L。43 名受试者摄入可溶性高纤维膳食 16 周,总胆固醇由 6.90±1.99 mmol/L 明显降低至 5.95±0.16 mmol/L。摄入不溶性纤维膳食 16 周,总胆固醇由 6.80±0.18 mmol/L 降低至 6.26±0.16 mmol/L);高纤维补充剂(20 名志愿者每天摄入 87 g 高纤维补充剂 6 周,总胆固醇由 4.80 mmol/L 明显降低至 4.44 mmol/L）；低纤维补充剂（20 名志愿者摄入低纤维精制小麦制品 6 周，总胆固醇由4.80 mmol/L 降低至 4.46 mmol/L）；高碳水化合物/高纤维膳食[4 587 名成人摄入高碳水化合物/高纤维膳食 3 周，总胆固醇由 6.06 mmol/L 降低至4.66 mmol/L（23%），男性（24.4%）较女性（20.8%）降低更明显。24 名志愿者接受高碳水化合物/高纤维、低脂膳食（22% 能量来源于脂质）18 天，总胆固醇由 5.2 mmol/L 降低至 4.65 mmol/L]；低脂高纤维膳食（22 名绝经前健康女性卵泡期内接受低脂高纤维膳食 8~10 周，总胆固醇由 4.37±0.47 mmol/L 显著降低至 3.78±0.54 mmol/L）；关华豆胶（13 名成年高脂血症患者每天摄入 15 g 关华豆胶，总胆固醇由 6.33 mmol/L 降低了 0.67 mmol/L。14 名高胆固醇血症患者每天摄入15 g 关华豆胶 6 周，总胆固醇由 8.23±0.26 mmol/L 降低至 7.27±0.24 mmol/L，停药 6 周恢复至基线水平。25 名健康男性每天摄入 30 g 关华豆胶 6 周，总胆固醇由 5.5±0.8 mmol/L 显著降低至 5.1±0.9 mmol/L。9 名 2 型糖尿病患者每天摄入 7 mg 格列本脲，同时每天三餐后摄入 5 g 关华豆胶 4 周，总胆固醇由6.6 mmol/L 降低至 5.9 mmol/L。9 名原发性高脂血症患者每天摄入 30 g 关华豆胶 4 周，总胆固醇平均降低 9.6%）；匙羹藤[27 名 1 型糖尿病患者在接受胰岛素治疗的同时每天摄入 400 mg 匙羹藤 20~24 个月，加用匙羹藤患者总胆固醇由 5.33±0.36 mmol/L 降低至 4.55±0.13 mmol/L，较单独接受胰岛素治疗对照组有显著降低]；人参（人参皂苷可通过活化脂蛋白酶分解乳糜微粒和极低密度脂蛋白胆固醇，使总胆固醇降低）；苜蓿草及苜蓿草种子[15 名各型高脂血症患者（Ⅱ1、ⅡB、Ⅳ）每天摄入 3 次 40 g 热加工苜蓿草种子 8 周，总胆固醇由9.58 mmol/L 降低至 8.0 mmol/L（17%），停药 8 周，总胆固醇恢复至治疗前水平]；复方丹参[4 项使用复方丹参滴丸（由丹参、三七和冰片三种药材制成）治疗高脂血症的研究显示，总胆固醇降低 28.3%]；清血丹[21 名高胆固醇血症患者每天服用 600 mg 清血丹（由黄芩、黄连、黄柏、栀子和大黄五种草药制成）4 周，总胆固醇由 6.96±0.55 mmol/L 降低至 6.59±0.82 mmol/L，8 周降低至 6.38±0.61 mmol/L]；胡芦巴（30 名伴冠心病的 2 型糖尿病患者每天服用 5 g 一剂胡芦巴 3 个月，总胆固醇由 6.2±0.27 mmol/L 显著降低至 5.8±0.26 mmol/L。健康受试者摄入相同剂量胡芦巴 3 个月，总胆固醇无明显降低）；维生素 C（29 岁左右受试者每天摄入 1 g 维生素 C 2 个月，总胆固醇平均降低14%，而 58 岁受试者摄入 12 个月，总胆固醇降低 14%，25 岁以下受试者每天摄入 1 g，总胆固醇有降低趋势）；辅酶 Q10（10 名原发性高血压患者每天服用 100 mg 辅酶 Q10 10 周，总胆固醇由 5.87±0.62 mmol/L 降低至 5.28±0.54 mmol/L）；车前草[3 名高胆固醇血症患者每天服用 10.2 g 车前草同时高脂膳食 8 周，总胆固醇由 6.8±0.1 mmol/L 降低至 6.4±0.2 mmol/L。81 名患者每天服用 10.2 g 车前草同时低脂膳食 8 周,总胆固醇由 6.5±0.1 mmol/L 降低至 6.2±0.1 mmol/L。42 名高脂血症患者摄入车前草治疗 2 周,总胆固醇由 6.76±0.12 mmol/L 降低至 6.33±0.12 mmol/L(降低 6.4%)。27 名患者每天摄入服用 10.2 g 等量车前草纤维,接受车前草治疗前摄入美国心脏病学会推荐膳食 8 周,车前草治疗组总胆固醇由 6.38±0.12 mmol/L 显著降低至 5.86±0.15 mmol/L(降低 8.2%),而安慰剂组(N=25)降低了 4.3%,无显著性差异。车前草通过替代摄入脂肪,减少其吸收量而降低血清总胆固醇]。

(3)血清无影响:绿茶(12 名 28~42 岁健康男性志愿者每天饮用 600 mL 绿茶 4 周,总胆固醇由 5.04 mmol/L 降低至 4.84 mmol/L,无明显改变。20 名成年吸烟者每天饮用 150 mL 绿茶 4 次 2 周,总胆固醇由 5.04 mmol/L 变化为 5.00 mmol/L,4 周为 5.09 mmol/L,无明显改变);红茶(红茶摄入量与血清总胆固醇无关);饮酒[134 名频繁饮酒者(每周 6 次),总胆固醇为 5.39±0.93 mmol/L,158 名偶尔饮酒者为 5.55±0.93 mmol/L,172 名不饮酒者为 5.55±0.87 mmol/L,无显著性差异。34 名绝经前女性 3 个月经周期内控制饮食同时每天饮酒 30 g,总胆固醇为 4.19±0.19 mmol/L,与对照期 4.2±0.13 mmol/L 相比无明显变化。340 名心肌梗死患者每天饮酒 1 杯以下、每天饮酒 1~3 杯、每天饮酒 3 杯以上,总胆固醇分别为 5.40±1.05 mmol/L、5.57±1.19 mmol/L 和 5.64±1.07 mmol/L,无显著性差异。35 名志愿者摄入 20 g 乙醇 14 小时,血浆总胆固醇轻微升高了 0.097 mmol/L。40 g 和 60 g 乙醇能使总胆固醇由 5.07 mmol/L 降低 0.01 mmol/L。12 名男性志愿者每晚按 1 g/kg 体重摄入乙醇 4 天,总胆固醇无显著升高(基线值为 5.23 mmol/L,检测值为 5.47 mmol/L)。10 名健康男性每天摄入 60 g 乙醇数周后,总胆固醇由 5.69±0.41 mmol/L 降低至 5.59±0.36 mmol/L,无明显改变。男性与女性均未发现血浆总胆固醇浓度与乙醇摄入量有明显相关。16 名健康男性志愿者随餐摄入 30 g 乙醇 1 小时,未发现对总胆固醇有影响];红酒(10 名健康男性每天饮用 400 mL 红酒 1 周,总胆固醇由 5.34±1.20 mmol/L 变化为 5.36±1.27 mmol/L,2 周变化为 5.43±1.35 mmol/L,无明显改变);咖啡[12 名健康年轻男性饮用 2 杯咖啡,总胆固醇由 4.57±0.78 mmol/L 略升高至 4.63±0.75 mmol/L。21 名健康男性平均每天饮用 3.5 杯萃取咖啡 2 个月,总胆固醇为 4.82 mmol/L(不饮用者为 4.81 mmol/L)。25 名每天饮用 6 杯以上咖啡的女性,总胆固醇为 6.56 mmol/L,较 176 名不饮用咖啡的对照组女性高(6.21 mmol/L);38 名每天饮用 6 杯以上咖啡的男性,总胆固醇为 6.08 mmol/L,较 140 名不饮用咖啡的对照组男性高(5.95 mmol/L),但均无显著性差异。21 名健康男性每天饮用 3.6 杯咖啡 2 个月,总胆固醇为 4.82 mmol/L,停止饮用咖啡 2 个月为 4.81 mmol/L,无显著性差异];咖啡因(12 名健康志愿者每天摄入 520 mg 咖啡因 3 周,总胆固醇无影响。每天使用无咖啡因咖啡替代 5 杯普通咖啡 6 周,对总胆固醇无影响);无咖啡因咖啡(大量饮用无咖啡因咖啡与血浆总胆固醇浓度无关);可可(大量可可黄油不引起总胆固醇升高);米糠(每天摄入 38 g 米糠 5 周,总胆固醇无影响);大蒜[14 名轻到中度高脂血症患者每天摄入 900 mg 大蒜粉 12 周,总胆固醇为 6.54±0.54 mmol/L,较 14 名摄入安慰剂者(6.49±0.66 mmol/L)无明显改变];大豆纤维(高脂血症患者摄入大豆粗纤维膳食 2 个月,血浆总胆固醇无影响);大豆蛋白(遗传性高胆固醇血症患儿摄入大豆蛋白替代牛奶蛋白,血清总胆固醇无明显影响);麦麸(10 名高胆固醇血症患者摄入麦麸 21 天,总胆固醇无明显影响);酸奶(膳食补充低脂酸奶,总胆固醇无明显影响);菜籽油(36 名高胆固醇血症或高三酰甘油血症患者每天摄入 30 mL 菜籽油 4 个月,总胆固醇由 6.57 mmol/L降低至 6.41 mmol/L,无明显降低);玉米油(78 名高血压患者每天摄入 6.0 g 玉米油膳食补充 10 周,总胆固醇无明显改变);亚麻籽油(10 名健康男性用亚麻籽油替代 6%碳水化合物膳食 55 天,总胆固醇无明显改变);植物油补充剂(8 名轻度原发性高血压患者每天摄入 50 mg 植物油补充剂 6 周,总胆固醇无明显改变);高纤维膳食(8 名结肠囊性病变患者摄入高纤维膳食 11 天,较摄入低纤维膳食相比,总胆固醇无明显改变);低碳水化合物膳食(78 名肥胖者随机摄入低碳水化合物膳食 6 个月,总胆固醇由 4.60 mmol/L 升高至 4.68 mmol/L,而常规膳食组由 4.97 mmol/L 降低至 4.88 mmol/L);菊糖[64 名健康年轻女性摄入 40 g 低脂膳食(含 14 g 菊糖),总胆固醇为 4.24±0.75 mmol/L,较常规膳食者(4.28±0.76 mmol/L)无明显改变];β 胡萝卜素(25 名男性吸烟者摄入 20 mg/d β 胡萝卜素 14 周,总胆固醇由 6.30±1.35 mmol/L 升高了 0.12±0.73 mmol/L,无明显升高);维生素 C(老年人日常摄入维生素 C 对总胆固醇无影响。27 名原发性维生素 C 缺乏的老年女性每天摄入 200 mg 或 2 000 mg 维生素 C 补充剂,对总胆固醇均无影响。临界高血压和正常血压者每天摄入 1 g 维生素 C 6 周,总胆固醇无明显改变);维生素 E(25 名吸烟和 25 名未吸烟男性每天摄入 280 mg 维生素 E 10天,吸烟组总胆固醇由 5.9±0.2 mmol/L 变为 5.4±0.2 mmol/L,未吸烟组由6.2±0.2 mmol/L 变为 6.1±0.2 mmol/L,无显著性差异。13 名糖尿病患者每天摄入100 IU 维生素 E 3 个月,总胆固醇由 3.93±0.21 mmol/L 变化为 3.92±0.16 mmol/L,无明显改变);黄蓍树胶(5 名男性志愿者摄入 9.9 g/d 黄蓍树胶21 天,对总胆固醇无影响);太阴九味汤[22 名 11.0±2.62 岁肥胖儿童(14 名男童,8 名女童)口服太阴九味汤(含九种中药成分)30 天以治疗肥胖症,总胆固醇由 5.05±0.81 mmol/L 降低至 4.74±0.86 mmol/L,无显著性差异]。

(4) 胆汁降低:车前草(车前草可降低胆囊中总胆固醇浓度和饱和指数)。

(5) 粪便升高:车前草(车前草可增高粪便中总胆固醇排泄,但不影响其合成)。

2. 分析性因素

（1）血清升高：维生素 C(≥1.5 mmol/L 维生素 C 使 Beckman Coulter LX20 系统检测总胆固醇升高)。

（2）血清降低：维生素 C[4~5 mmol/L 维生素 C 会抑制 Olympus Demand 系统酶催化法,75%抑制 Abbott TDx 系统测定法。0.5~1.0 mmol/L 维生素 C 可使总胆固醇检测结果降低 10%~25%。>0.28 mmol/L 维生素 C(血清最高浓度 0.19 mmol/L)可使 CHOD-Iodide 和 CHOD-PAP 法检测总胆固醇结果降低。0.2 mmol/L 维生素 C(稍超过参考区间上限)使总胆固醇降低≤0.2 mmol/L,与维生素 C 浓度相关系数 r≥0.97。1 名恶病质患者经静脉注射 30 g 抗坏血酸钠(药物浓度达 30 mmol/L)用 Hitachi 747 系统检测,总胆固醇结果降低至 0.1 mmol/L(参考区间为 0.6~5.5 mmol/L)。0.28 mmol/L 维生素 C 能使酶催化法总胆固醇检测结果升高 2.1%]。

（3）血清无影响：维生素 C[0.06 mmol/L 维生素 C 对 Cholestech LDX 系统检测总胆固醇的影响<10%。0.17 mmol/L 维生素 C 对 Beckman Coulter Synchron 系统检测总胆固醇的影响<0.26 mmol/L 或6%。0.02~0.09 mmol/L 维生素 C 对 Du Pont aca 系统检测总胆固醇无影响。0.14 mmol/L 维生素 C 对 Roche Cobas Ready 系统检测总胆固醇无影响。0.17 mmol/L 维生素 C 对 Ortho Vitros、Boehringer Mannhein Reflotron 系统检测总胆固醇无影响,但高于此浓度(生理上不会发生)会使总胆固醇降低。0.34 mmol/L 维生素 C 对 Ames Seralyzer 系统检测总胆固醇无影响,高于此浓度(生理上不会发生)会使总胆固醇降低。2.27 mmol/L 维生素 C 对过氧化氢酶 AIDH 法检测总胆固醇无影响。2.84 mmol/L 维生素 C 对 Liebermann Burchard 系统检测总胆固醇无影响。5.68 mmol/L 维生素 C 对过氧化氢酶 Hantzsch 反应法检测总胆固醇无影响。治疗浓度维生素 C 对 Boehringer Mannhein Reflotron 系统检测总胆固醇无影响];葡萄糖(33.3 mmol/L 葡萄糖对 Ortho Vitros 系统检测总胆固醇无影响。11.1~27.8 mmol/L 葡萄糖对 Du Pont aca 系统检测总胆固醇无影响);乳糖(100 mg/dL 乳糖对 Cholestech LDX 系统检测总胆固醇干扰<10%);果糖(30 mg/dL 果糖对 Cholestech LDX 系统检测总胆固醇干扰<10%);奎宁[急性过量奎宁(1.5 mg/dL)对 Technicon SMAC 系统检测总胆固醇无影响。3 mg/dL 奎宁对 Liebermann Burchard 系统检测总胆固醇无影响];马钱子碱(12 mg/L 马钱子碱对 Liebermann Burchard 系统检测总胆固醇无影响)。

14 三酰甘油

荟萃分析表明,血清三酰甘油(triglycerides, TG)升高是冠心病的独立危险因子,尤其是女性。在某些高脂血症诊断和治疗中、在腹痛和胰腺炎评估中、在用 Friedewald 方程估计低密度脂蛋白胆固醇中三酰甘油也很重要。在临床实践中,三酰甘油升高也是代谢综合征的组成部分。

美国国家胆固醇教育计划推荐所有 20 岁以上成人应通过测定总胆固醇、低密度脂蛋白胆固醇、高密度脂蛋白胆固醇和三酰甘油来筛查冠心病风险。某些个体,禁食后三酰甘油变化高达 40%。由于分析性和生物学变异,临床决策可能至少需 2 套标本。

临床实验室中三酰甘油最常用酶法测定。美国国家胆固醇教育计划脂蛋白测定工作组定义的三酰甘油测定目标总误差≤15%,偏移为±5%和总变异系数≤5%。大多数实验室不能纠正内源性甘油,使三酰甘油高估 10 mg/dL。游离甘油可因剧烈运动、肝损伤、糖尿病、血液透析、肠外营养、静脉注射含甘油药物和压力等明显升高。

【参考区间】

临床决定值:正常<1.7 mmol/L;临界高值 1.70~2.25 mmol/L;高值 2.26~5.64 mmol/L,极高值≥5.65 mmol/L。

【影响因素】

1. 生理性因素

(1) 升高:巧克力(10 名健康志愿者摄入 100 g 黑巧克力 30 分钟,血清三酰甘油由 0.7±0.05 mmol/L 显著升高至 0.72±0.06 mmol/L,60 分钟、120 分钟、180 分钟分别为 0.88±0.08 mmol/L、1.22±0.16 mmol/L、1.37±0.18 mmol/L);大蒜(20 名健康志愿者每天摄入 900 mg 大蒜 6 周,血清三酰甘油由 1.70±0.91 mmol/L 轻微升高至 1.87±1.55 mmol/L,12 周为 1.86±9.72 mmol/L);低脂、高纤维饮食(22 名正常绝经前女性在月经周期的卵泡期摄入低脂、高纤维饮食 8~10 周,血清三酰甘油由 0.62±0.14 mmol/L 显著升高至 0.77±0.20 mmol/L);β 胡萝卜素(一项皮肤癌预防计划纳入 31 名患者,每天摄入 β 胡萝卜素治疗 1 年,血清三酰甘油由 1.30 mmol/L 轻微升高至 1.49 mmol/L,而对照组血清三酰甘油略有降低)。

(2) 降低:绿茶(由于绿茶抑制脂质分解,阻止脂肪吸收和代谢,饮用绿茶可降低血清三酰甘油);饮酒(10 名健康年轻男性适量饮酒 6 周,血清三酰甘油由 0.98±0.18 mmol/L 降低至 0.77±0.07 mmol/L。健康男性每天摄入 60 g 乙醇 3 周,血清三酰甘油由 1.58±0.16 mmol/L 降低至 1.34±0.18 mmol/L。16 名健康男性志愿者就餐时饮酒 30 g 1 小时,血清三酰甘油升高 15.3%);白酒(10 名健康男性每天饮酒 400 mL 1 周,血清三酰甘油由 2.03±0.79 mmol/L 降低至 1.96±

0.64 mmol/L,2 周降低至 1.74±0.66 mmol/L);咖啡(25 名女性每天饮用 6 杯以上咖啡,血清三酰甘油为 1.74 mmol/L,而对照组 176 名不饮用咖啡的女性,血清三酰甘油为 1.83 mmol/L;38 名男性每天饮用 6 杯以上咖啡,血清三酰甘油为 2.19 mmol/L,而对照组 140 名不饮用咖啡的男性,血清三酰甘油为 2.44 mmol/L);橄榄油(28 名 50 岁以上的门诊患者每天摄入 20 g 特级初榨橄榄油,血清三酰甘油由 2.115±0.203 mmol/L 轻微降低至 1.932±0.202 mmol/L。健康受试者摄入一种可提供脂肪 45%能量的橄榄油饮食 18 天,血清三酰甘油由 0.95 mmol/L 降低至 0.82 mmol/L);葵花籽油(87 名服用硝苯地平的高血压患者每天摄入 30~35 g 葵花籽油 60 天,血清三酰甘油显著低于对照组 40 名仅服用硝苯地平的患者);亚麻籽油(10 名健康人以亚麻籽油中 n-3 脂肪酸饮食替代 16%碳水化合物饮食 55 天,血清三酰甘油降低 29.6%);高碳水化合物饮食(21 名男性摄入低脂、低胆固醇、高碳水化合物饮食 26 天,血清三酰甘油由 3.40±0.75 mmol/L 降低至 1.70±0.15 mmol/L。高复合碳水化合物/高纤维饮食(4 587 名成人摄入高纤维饮食 3 周,血清三酰甘油由 2.29 mmol/L 降低至 1.54 mmol/L,降低约 33%,其中女性降低 22.5%,男性降低 37.9%。24 名健康志愿者摄入低脂、高碳水化合物、高纤维饮食 18 天,血清三酰甘油由 0.95 mmol/L 升高至 1.1 mmol/L);大豆纤维(高脂血症患者摄入大豆粗纤维 2 个月,血清三酰甘油显著降低。17 名轻度高胆固醇血症男性患者每天摄入 50 g 大豆蛋白和 20 g 大豆纤维 4 周,血清三酰甘油由 1.86±0.75 mmol/L 轻微升高至 2.46±0.91 mmol/L);大豆蛋白(一项纳入 30 例临床对照研究、628 名实验对象的 Meta 分析显示,以大豆蛋白代替饮食中动物蛋白会显著降低血清三酰甘油;每天摄入 31~47 g 大豆蛋白并进行饮食控制,血清三酰甘油降低 10.5%,与控制饮食前相比有显著性差异;患家族性高胆固醇血症的儿童摄入大豆蛋白代替牛奶蛋白后,血清三酰甘油显著降低);麦麸(摄入未加工的麦麸 5 周,三酰甘油降低 0.2 mmol/L);小麦麸(10 名高胆固醇血症患者摄入小麦麸饮食 21 天,血清三酰甘油显著降低 10%);核桃(18 名健康男性所摄入饮食 20%能量来自核桃,1 个月后血清三酰甘油降低 8.3%);葫芦巴(30 名患有冠状动脉疾病及 2 型糖尿病的患者每天服用 5 g 葫芦巴 3 个月,血清三酰甘油由 1.81±0.14 mmol/L 降低至 1.53±0.12 mmol/L。健康人服用同等剂量葫芦巴 3 个月,三酰甘油无明显改变);复方丹参(高脂血症患者治疗过程中,4 项研究发现由 3 种中药成分丹参、三七、香樟制成的复方丹参滴丸可使三酰甘油降低 34.3%);人参(人参皂苷可激活脂蛋白脂肪酶,减少乳糜微粒、极低密度脂蛋白含量,降低三酰甘油浓度);瓜尔豆胶(25 名健康男性每天服用瓜尔豆胶 30 g 6 周,三酰甘油显著降低,而安慰剂组由 1.3±0.8 mmol/L 降低至 1.1±0.7 mmol/L);匙羹藤(27 名接受胰岛素治疗的 1 型糖尿病患者每天服用

400 mg 匙羹藤 20~24 个月，血清三酰甘油由 1.51±0.009 mmol/L 降低至 1.2±0.009 mmol/L，仅接受胰岛素治疗的对照组三酰甘油无显著降低）；车前子（37 名高胆固醇血症患者每天服用 10.2 g 车前子并摄入高脂饮食 8 周，血清三酰甘油由 2.3±0.3 mmol/L 降低至 2.1±0.2 mmol/L，81 名每天服用 10.2 g 车前子治疗并摄入低脂饮食的患者三酰甘油无明显改变）；左旋肉碱（高脂血症患者接受血液透析并按 1 mg/kg 体重服用左旋肉碱治疗 3 个月，血清三酰甘油降低）；维生素 E（13 名糖尿病患者每天服用 100 IU 维生素 E 3 个月，血清三酰甘油由 2.9±0.3 mmol/L 显著降低至 2.2±0.2 mmol/L）；维生素 C（维生素 C 可降低动脉粥样硬化患者血清三酰甘油，一项纳入 256 名男性的研究发现，血清维生素 C 浓度每升高 0.03 mmol/L，三酰甘油降低 0.059 mmol/L，但一项纳入 221 名女性的研究发现，血清维生素 C 每升高 0.5 mg/dL，三酰甘油相应升高 0.023 mmol/L）；维生素 B（7 名血液透析的 4 型高脂蛋白血症儿童接受静脉营养 5 个月，血清三酰甘油由 3.82 mmol/L 降低至 1.86 mmol/L；肾病患者服用维生素 B 后，三酰甘油合成底物减少）；葡萄糖（正常人口服 75 g 葡萄糖后，血清三酰甘油降低 20.4%，但 2 型糖尿病患者无明显改变）。

2. 分析性因素

（1）升高：维生素 C（0.08 mmol/L 维生素 C 使 Beckman Counter LX20 系统检测三酰甘油显著升高）；葡萄糖（66.72 mmol/L 葡萄糖使 Beckman Counter Synchron 系统非空白终点法检测三酰甘油产生 ≤0.006 mmol/L 正偏倚）。

（2）降低：维生素 C[1.70 mmol/L 维生素 C 使 Beckman Counter Synchron 系统定时终点法检测三酰甘油产生 ≤0.006 mmol/L 负偏倚。>17.1 mmol/L 维生素 C 使 GPO-PAP 法检测血清三酰甘油降低。0.2 mmol/L（稍超出参考区间上限）维生素 C 使三酰甘油降低 0.2 mmol/L。8 名空腹健康人摄入大量维生素 C 使 Boehringer Mannheim Hitachi 747-100 系统检测血清三酰甘油降低约 17%，但机制尚不明]。

（3）无影响：维生素 C（0.06 mmol/L 维生素 C 对 Cholestech LDX 系统检测三酰甘油影响<10%。0.03~0.11 mmol/L 维生素 C 对 Hitachi717、736、737、747、系统甘油空白对照法检测三酰甘油无影响。0.17 mmol/L 维生素 C 对 RochCobas、Mira 系统三酸甘油酯法检测三酰甘油影响<5%。0.17 mmol/L 维生素 C 对 Synchron CX 系统 Beckman 试剂检测三酰甘油无影响。0.17 mmol/L 维生素 C 对 Ortho Vitros、Boehringer Mannheim Reflotron 系统检测三酰甘油无影响，而>0.17 mmol/L 维生素 C 会显著降低三酰甘油浓度。1.14 mmol/L 维生素 C 对 Ames Seralyzer 系统检测三酰甘油无影响。2.84 mmol/L 维生素 C 对脂肪酶/酯酶法检测三酰甘油无影响）；果糖（30 mg/L 果糖对 Cholestech LDX 系统检测三酰

甘油影响<10%);葡萄糖(0.03 mmol/L 葡萄糖对 Ortho Vitros 系统检测三酰甘油无明显影响;27.8 mmol/L 葡萄糖对 Du Pont aca 系统检测三酰甘油无影响);乳糖(100 mg/dL 乳糖对 Cholestech LDX 系统检测三酰甘油影响<10%)。

15 高密度脂蛋白胆固醇

高密度脂蛋白胆固醇(high-density lipoprotein cholesterol,HDL-C)颗粒有抗过敏作用,能促进细胞胆固醇排泄和反向胆固醇运输,也有抗炎、抗氧化、抗凝作用。高密度脂蛋白胆固醇个体内生物学变异约为 7%。由于生物性和分析性变异,临床决策可能至少需 2 套标本。

流行病学研究表明,高密度脂蛋白胆固醇浓度与冠心病呈负相关关系。高密度脂蛋白胆固醇测定有助于识别脂蛋白疾病和评估冠心病风险。根据美国国家胆固醇教育计划指南,高密度脂蛋白胆固醇<40 mg/dL 是冠心病危险因素,高密度脂蛋白胆固醇≥60 mg/dL 是一个"阴性"风险因素,即是从总数中减去的一个风险因素。高密度脂蛋白胆固醇每降低 5 mg/dL(0.13 mmol/L),冠心病风险增加 25%。

美国国家胆固醇教育计划脂蛋白测定工作组定义高密度脂蛋白胆固醇目标总误差为 13%,精密度为≤4%,偏移为±5%。

【参考区间】
临床决定值:低值<1.04 mmol/L;高值>1.55 mmol/L。

【影响因素】
1. 生理性因素
(1)升高:乙醇摄入(参加营养状况调查的 60~100 岁老年人,373 名女性,213 名男性,按乙醇摄入量每天 0~4 g、每天 5~14 g、每天>15 g 分为三组,视黄醇、铁、铁蛋白、高密度脂蛋白胆固醇、谷草转氨酶和谷丙转氨酶浓度或活性随乙醇摄入量增加而升高,血液维生素 B_2、铜、锌、尿素和肌酐浓度随乙醇摄入量增加而降低);饮酒[剧烈饮酒可使高密度脂蛋白胆固醇升高,主要是高密度脂蛋白胆固醇部分。健康受试者每天饮酒 2 天~1 个月,高密度脂蛋白胆固醇升高。10 名健康男性每天饮酒 60 g 3 周,高密度脂蛋白胆固醇由 13.7±0.08 mmol/L 升高至 1.58±0.08 mmol/L。10 名健康年轻男性不定量饮酒 6 周,高密度脂蛋白胆固醇由 1.35±0.10 mmol/L 升高至 1.66±0.10 mmol/L。16 名健康男性晚餐饮酒 30 g 1 小时,高密度脂蛋白胆固醇升高了 11.5%,但禁食一夜后恢复正常,中年男性比年轻男性更明显。34 名绝经前女性在控制饮食的基础上每天饮酒 30 g,3 个月经周期后高密度脂蛋白胆固醇由对照组 1.55±0.05 mmol/L 显著升高至 1.71±0.08 mmol/L。340 名心肌梗死患者高密度脂蛋白胆固醇浓度随饮酒量增加而升高,饮酒量每天低于 1 mg 的患者,高密度脂蛋白胆固醇为 0.94±0.28 mmol/L,饮酒量每天>1 mg 但<1 次的患者,高密度脂蛋白胆固醇为 0.98±0.26 mmol/L,饮酒量每天 1~3 次患者,高密度脂蛋白胆固醇为 10.98±0.26 mmol/L,每天饮酒量>3 次的患者,高密度脂蛋白胆固醇为 1.11±0.33 mmol/L。对 923 名男性和 1 228 名女性进行研究显示,饮酒与高密度脂蛋白胆固醇显著相关,分别为 0.175 和 0.216。男性每月饮酒 31 次以上,血浆高密度脂蛋白胆固醇(1.29 mmol/L)高于饮酒较少者(1.19 mmol/L)。女性每月饮酒 31 次以上,高密度脂蛋白胆固醇为 1.63 mmol/L,每月饮酒 5~30 次,高密度脂蛋白胆固醇为 1.50 mmol/L,每月饮酒 4 次及以下,高密度脂蛋白胆固醇为 1.37 mmol/L。每天饮酒 75 g 5 周,高密度脂蛋白胆固醇可升高,但 1~2 周后恢复到基线水平。134 名每周饮酒 6 次的志愿者,高密度脂蛋白胆固醇为 1.33±0.35 mmol/L,显著高于 158 名偶尔饮酒和 172 名几乎不饮酒或不饮酒者。后两者高密度脂蛋白胆固醇分别为 1.21±0.33 mmol/L和 1.20±0.28 mmol/L。较瘦女性高密度脂蛋白胆固醇显著高于轻度或重度肥胖者。饮酒次数与血浆高密度脂蛋白胆固醇呈显著正相关,女性 r=0.21,男性 r=0.16];咖啡(胆固醇正常男性每天摄入 720 mL 含咖啡因的滴滤咖啡,血浆高密度脂蛋白胆固醇略升高。女性咖啡摄入量与血浆高密度脂蛋白胆固醇呈显著相关,r=0.117);大豆蛋白[30 项对照临床研究(551 例)meta 分析发现,大豆蛋白替代动物蛋白导致高密度脂蛋白胆固醇升高 2.4%,无显著性差异。在这些研究中,大豆蛋白摄入量为每天 47 g,其中 37%研究者摄入量为每天 31 g。家族性高胆固醇血症患儿摄入大豆蛋白代替牛奶蛋白 4 周,高密度脂蛋白胆固醇显著升高];玉米油(78 名高血压患者每天摄入 6.0 g 玉米油 10 周,高密度脂蛋白胆固醇由 1.33 mmol/L 升高至1.40 mmol/L);橄榄油[28 名 50 岁以上的门诊患者每天摄入 20 g 特级初榨油后,高密度脂蛋白胆固醇由 1.195±0.042 mmol/L升高至 1.228±0.065 mmol/L,无显著性差异];葵花籽油(87 名高血压患者使用硝苯地平治疗,同时摄入每天 30~35 g 葵花籽油 60 天,高密度脂蛋白胆固醇为 1.20 mmol/L,显著高于仅用硝苯地平治疗的 40 名高血压患者 1.10 mmol/L);防风通圣散[一项随机双盲安慰剂对照研究中纳入 81 名糖耐量受损的肥胖女性。41 名接受防风通圣散(由 18 味草药组成的中药制剂)治疗,其余 40 名接受安慰剂治疗 24 周,中药制剂治疗组高密度脂蛋白胆固醇由 1.24±0.44 mmol/L 升高至 1.35±0.29 mmol/L,而安慰剂组高密度脂蛋白胆固醇由 1.18±0.27 mmol/L 变化为 1.19±0.24 mmol/L];八味地黄丸(老年受试者服药 7 个月,高密度脂蛋白胆固醇由 1.08 mmol/L 升高至 1.20 mmol/L);复方丹参滴丸[4 项高脂血症治疗研究表明,复方丹参滴丸使血清高密度脂蛋白胆固醇升高 33.2%。复方丹参滴丸是一种由三种草药成分(丹参、三七、樟脑)组成的复合物];欧车前[27 名 2 型糖尿病患者每天接受 10.2 g 欧车前治疗,22 名接受安慰剂(微晶纤维素)治疗 8 周,欧车前处理组高密度脂蛋白胆固醇由 1.04±0.05 mmol/L 升高至 1.11±0.05 mmol/L,而安慰剂处理组高密度脂蛋白胆固醇由 1.22±0.10 mmol/L 降低至 0.90±0.06 mmol/L];左旋肉碱(7 例 4 型高脂蛋白血症血液透析儿童静脉补充左旋肉碱 5 个月,高密度脂蛋白胆固醇由 0.91 mmol/L 升高至 1.13 mmol/L。与其他患者相同,肾脏血脂异常患者,三酰甘油合成减少,高密度脂蛋白胆固醇轻度升高);高纤维补给(8 位结肠憩室患者高纤维饮食 11 天,高密度脂蛋白胆固醇由 0.87 mmol/L 升高至 0.95 mmol/L);辅酶 Q10(10 例原发性高血压患者每天服用 100 mg 辅酶 Q10 治疗 10 周,高密度脂蛋白胆固醇由 1.09±0.08 mmol/L 升高至 1.19±0.08 mmol/L);维生素 A(老年人高密度脂蛋白胆固醇较高,与维生素 A 摄入量较高有关);维生素 C(256 名男性血浆维生素 C 浓度每增加 28 μmol/L,高密度脂蛋白胆固醇升高 0.05 mmol/L,而 221 名女性维生素 C 超过 59 μmol/L 时,高密度脂蛋白胆固醇升高 0.19 mmol/L。老年人维生素 C 摄入量与高密度脂蛋白胆固醇正相关);维生素 E(8 名服用维生素 E 的个体,3 名高密度脂蛋白胆固醇浓度与维生素 E 浓度相关,并持续升高,另外 3 名高密度脂蛋白胆固醇轻度升高);果糖(14 名受试者高果糖饮食 28 天,高密度脂蛋白胆固醇为 1.30±0.07 mmol/L,明显高于高淀粉饮食 1.22±0.07 mmol/L);菊粉[64 名健康女性摄入 40 g 低脂饮食(含菊粉 14 g)后,高密度脂蛋白胆固醇为 1.38±0.30 mmol/L,显著高于对照组高密度脂蛋白胆固醇 1.32±0.28 mmol/L]。

　　(2) 降低:咖啡[41 名健康受试者平均每天摄入 5.7 杯煮沸咖啡 1 个月,高密度脂蛋白胆固醇低于摄入同等量滴滤咖啡;797 位男性工人咖啡饮用量与高密度脂蛋白胆固醇呈显著负相关,$r = -0.015$];大蒜(222 名轻、中度高胆固醇血症患者服用可释放 9.6 mg 大蒜素肠溶剂 12 周,服药组高密度脂蛋白胆固醇降低了 0.02 mmol/L,安慰剂组升高了 0.09 mmol/L);核桃(18 名健康男性摄入含 20% 能量的核桃 1 个月,与低胆固醇饮食相比,高密度脂蛋白胆固醇由 1.22±0.28 mmol/L 降低至 1.17±0.26 mmol/L,降低了 4.9%。在一项随机对照交叉实验研究中,18 名健康男性摄入含 20% 能量的核桃替代标准饮食,与美国国家胆固醇教育计划膳食相比,核桃饮食组平均高密度脂蛋白胆固醇为 0.06 mmol/L,降低了 4.9%);乙醇注射(6 名健康受试者按每千克体重静脉注射乙醇 0.6 g 1 小时,高密度脂蛋白胆固醇降低了 10%～14%);亚麻籽油(11 名轻度高胆固醇血症男性每天摄入 9 g 亚麻籽油 6 周,高密度脂蛋白胆固醇显著降低);红花油(11 名轻度高胆固醇血症男性每天摄入 14 g 红花油 6 周,高密度脂蛋白胆固醇无显著降低）；欧车前（42 名高脂血症患者服用欧车前 2 周，高密度脂蛋白胆固醇由 1.14±0.05 mmol/L 显著降低至 1.10±0.05 mmol/L）；维生素 C（256 名男性血浆维生素 C 浓度每增加 0.5 mg/dL，高密度脂蛋白胆固醇无改变。221 名女性维生素 C 浓度每增加 0.5 mg/dL，高密度脂蛋白胆固醇降低了 0.005 mmol/L）；高碳水化合物饮食［21 名男性摄入 Pritkin 饮食（高碳水化合物、低脂肪、低胆固醇饮食）26 天，高密度脂蛋白胆固醇由 1.06±0.08 mmol/L 降低至 0.89±0.02 mmol/L］；高纤维饮食（34 名 50 岁男性摄入高、低纤维饮食 8 周，高密度脂蛋白胆固醇分别为 1.16±0.04 mmol/L 和 1.23±0.05 mmol/L。43 名受试者摄入可溶性高纤维饮食 16 周，高密度脂蛋白胆固醇由 1.42±0.05 mmol/L 降低至 1.30±0.05 mmol/L，无显著性差异。摄入不溶性高纤维饮食，高密度脂蛋白胆固醇由 1.45±0.05 mmol/L 降低至 1.35±0.05 mmol/L，无显著性差异）；高碳水化合物/高纤维饮食（4 587 名成人摄入高碳水化合物/高纤维饮食 3 周，高密度脂蛋白胆固醇降低了 16%，女性降低了 19.4%，男性降低了 11.6%。24 名健康志愿者摄入高碳水化合物、高纤维和仅提供 22% 能量的低脂饮食 18 天，高密度脂蛋白胆固醇由 1.45 mmol/L 降低至 1.25 mmol/L）；低脂、高纤维饮食（22 名正常绝经前妇女在卵泡期摄入低脂、高纤维饮食 8~10 周，高密度脂蛋白胆固醇由 1.50±0.36 mmol/L 显著降低至 1.27±0.31 mmol/L）。

（3）无影响：饮酒（35 名健康志愿者在抽血前 14 小时饮酒 20 g，血清高密度脂蛋白胆固醇与基线 1.20 mmol/L 比较无明显改变，饮酒 40 g、60 g 仅使高密度脂蛋白胆固醇轻微升高 0.01 mmol/L。10 名不饮酒健康男性按 5.5 g/kg 体重饮酒 2.5 天，高密度脂蛋白胆固醇无明显改变。12 名健康男性志愿者每晚按 1 g/kg 摄入乙醇 4 天，血清高密度脂蛋白胆固醇由 1.23 mmol/L 显著升高至 1.35 mmol/L）；咖啡［21 名男性每天饮用 3.5 杯咖啡 2 个月，实验前高密度脂蛋白胆固醇为 0.96 mmol/L，实验后为 0.96 mmol/L。25 名每天饮用 6 杯以上咖啡的女性，高密度脂蛋白胆固醇为 1.41 mmol/L，与 176 名不饮用咖啡的女性（高密度脂蛋白胆固醇 1.42 mmol/L）相比，无显著性差异，而 38 名每天饮用 6 杯以上咖啡的男性，高密度脂蛋白胆固醇为 1.13 mmol/L，与 140 名不饮用咖啡的男性相比（高密度脂蛋白胆固醇为 1.25 mmol/L），无显著差异。近万名个体研究发现，咖啡饮用量与血浆高密度脂蛋白胆固醇无关。观察到咖啡对血清高密度脂蛋白胆固醇无显著影响。不同性别咖啡饮用量与血浆高密度脂蛋白胆固醇无关。21 名健康男性每天饮用 3.6 杯咖啡 2 个月，高密度脂蛋白胆固醇（0.96 mmol/L）与不饮用咖啡者高密度脂蛋白胆固醇（0.96 mmol/L）无显著差异］；咖啡因（每天饮用 5 杯脱咖啡因咖啡替换普通咖啡 6 周，血清高密度脂蛋白胆固醇无明显改变）；绿茶（12 名 28~42 岁健康男性志愿者每天饮用 600 mL 绿茶 4 周,血清高密度脂蛋白胆固醇由 1.27 mmol/L 升高至 1.34 mmol/L,无显著差异。20 名吸烟成人每天饮用 150 mL 绿茶 4 次,高密度脂蛋白胆固醇无明显改变,基线浓度为 1.25 mmol/L,2 周为 1.23 mmol/L,4 周为 1.20 mmol/L);酸奶(以低脂酸奶作为膳食补充,高密度脂蛋白胆固醇浓度无明显改变);亚麻籽油(13 名健康男性摄入亚麻籽油替代 6%碳水化合物饮食 55 天,高密度脂蛋白胆固醇无明显改变);橄榄油(以橄榄油为基础饮食的 24 名健康志愿者脂肪摄入 41%能量约 18 天,高密度脂蛋白胆固醇由 1.50 mmol/L 变化为 1.55 mmol/L,无明显改变);菜籽油(36 名高三酰甘油血症或高胆固醇血症患者每天摄入 30 mL 菜籽油 4 个月,高密度脂蛋白胆固醇由 1.22 mmol/L 升高至 1.32 mmol/L,无明显改变);大蒜(14 名轻度至中度高胆固醇血症患者每天摄入 900 mg 大蒜粉 12 周,高密度脂蛋白胆固醇为 1.23±0.38 mmol/L,安慰剂组为 1.22±0.36 mmol/L,无显著性差异。20 名健康受试者每天摄入 900 mg 大蒜 6 周,高密度脂蛋白胆固醇由 1.21 mmol/L 降低至 1.17 mmol/L,12 周降低至 1.19±0.34 mmol/L,无显著性差异);大豆纤维(17 名轻度高胆固醇血症男性每天摄入 50 g 大豆蛋白、20 g 大豆纤维 4 周,高密度脂蛋白胆固醇由 0.98±0.16 mmol/L 变化为 0.98±0.21 mmol/L,无明显改变。高脂血症患者摄入大豆粗纤维 2 个月,高密度脂蛋白胆固醇无明显改变);β 胡萝卜素(31 名皮肤癌预防项目患者每天摄入 50 mg β 胡萝卜素 1 年,高密度脂蛋白胆固醇无明显改变,与安慰剂组相比,无显著性差异。25 名吸烟男性每天摄入 20 mg β 胡萝卜素治疗 14 周,高密度脂蛋白胆固醇由 1.11±0.22 mmol/L 降低了 0.02±0.17 mmol/L,无显著性差异);瓜尔豆胶(14 名高胆固醇血症男性每天摄入 15 g 瓜尔豆胶治疗 12 周,高密度脂蛋白胆固醇无明显改变。13 名高胆固醇血症成人每天摄入 15 g 瓜尔豆胶治疗,高密度脂蛋白胆固醇无明显改变。9 名 2 型糖尿病患者每天摄入 7 mg 格列本脲,此治疗方案添加每天 3 次,每次 5 g 瓜尔豆胶 4 周,高密度脂蛋白胆固醇无明显改变);胡芦巴[30 名患有冠心病和轻度 2 型糖尿病的患者服用胡芦巴(剂量每天 5 g)3 个月,高密度脂蛋白胆固醇由 1.05±0.04 mmol/L 变化为 1.07±0.03 mmol/L,无显著性差异];欧车前(37 名高胆固醇血症患者高脂饮食并每天摄入 10.2 g 欧车前 8 周,高密度脂蛋白胆固醇保持不变为 1.1±0.1 mmol/L。81 名高胆固醇血症患者低脂饮食并每天摄入 10.2 g 欧车前 8 周,高密度脂蛋白胆固醇保持不变为 1.2±0.0 mmol/L);维生素 C(血浆维生素 C 浓度低的 27 名老年女性每天摄入 200 mg 或 2 000 mg 维生素 C 后,高密度脂蛋白胆固醇无明显改变。正常血压和边缘性高血压患者每天摄入 1 000 mg 维生素 C 6 周,高密度脂蛋白胆固醇无明显改变);维生素 E[25 名吸烟和 25 名未吸烟男性每天摄入 280 mg 维生素 E 10 周,吸烟组高密度脂蛋白胆固醇由 1.18±0.05 mmol/L 变化为 1.16±0.04 mmol/L,未吸烟组由 1.06±0.04 mmol/L 变化为

1.14±0.04 mmol/L,无显著差异。13名糖尿病患者服用维生素E(100 IU/d)3个月,血清高密度脂蛋白胆固醇由1.36±0.07 mmol/L变化为1.44±0.09 mmol/L,无明显改变];麦麸、燕麦麸皮(10名高胆固醇血症男性摄入麦麸饮食21天,高密度脂蛋白胆固醇无明显改变);燕麦纤维(13名高胆固醇血症成人每天摄入77 g燕麦纤维,高密度脂蛋白胆固醇无明显改变);高纤维补给(20名志愿者每天补充87 g燕麦麸皮6周,高密度脂蛋白胆固醇无明显改变);低碳水化合物饮食(8名随机分组的肥胖个体低碳水化合物饮食6个月,血清高密度脂蛋白胆固醇由1.09 mmol/L降低至1.06 mmol/L,而常规饮食组血清高密度脂蛋白胆固醇由1.06 mmol/L降低至1.03 mmol/L);低纤维补给(20名志愿者摄入低纤维精制小麦产品补给6周,高密度脂蛋白胆固醇无明显改变);油酸(11名受试者高油酸饮食3周,高密度脂蛋白胆固醇无明显改变);棕榈酸(11名受试者摄入高棕榈酸饮食3周,高密度脂蛋白胆固醇无明显改变);植物油补充剂(8名轻度原发性高血压患者每天摄入50 mg植物油补充剂6周,高密度脂蛋白胆固醇无明显改变)。

2. 分析性因素

降低:维生素C(0.11 mmol/L维生素C使6种方法检测高密度脂蛋白胆固醇降低0.3%~10%。>0.17 mmol/L维生素C使Ortho Vitros系统检测高密度脂蛋白胆固醇降低,因维生素C浓度上限为0.10 mmol/L,所以临床价值不大。0.23 mmol/L维生素C使Hitachi 737系统BMD法检测高密度脂蛋白胆固醇显著降低,可能是由于过氧化氢抑制了指示剂染料氧化)。

16 低密度脂蛋白胆固醇

低密度脂蛋白胆固醇(low density lipoprotein cholesterol, LDL - C)和冠心病的发生直接相关。降低低密度脂蛋白胆固醇可降低冠心病风险。治疗决策和治疗目标主要依赖于低密度脂蛋白胆固醇浓度。低密度脂蛋白胆固醇个体内生物学变异平均为9.5%。由于分析性和生物性变异,临床决策可能至少需2套标本。

近年,流行病学研究已确认高危患者积极降低胆固醇的疗效。高危个体推荐低密度脂蛋白胆固醇目标是<2.59 mmol/L,但极高风险患者,可选目标是<1.81 mmol/L或低密度脂蛋白胆固醇降低30%~40%。

临床实验室低密度脂蛋白胆固醇常用Friedewald公式计算所得,即LDL-C = TC-HDL-C-VLDL-C,其中,VLDL-C = TG(mg/dL)/5 或 VLDL-C = TG(mmol/L)/1.181。此计算公式不适用于三酰甘油>4.52 mmol/L的情况,如3型高脂血症或乳糜血症或非空腹患者的标本。替代公式是基于载脂蛋白B测定,不受上述因素影响,但验证结果不理想。

美国国家胆固醇教育计划脂蛋白测定工作组定义低密度脂蛋白胆固醇目标总误差为12%,精密度为≤4%,偏移为±4%。

【参考区间】

成人临床决定值:最佳值<2.85 mmol/L;接近最佳值<3.37 mmol/L;临界高值3.37~4.12 mmol/L;高值4.14~4.90 mmol/L;极高值>4.92 mmol/L。

儿童临床决定值:可接受值<2.85 mmol/L;临界值2.85~3.34 mmol/L;高值≥3.37 mmol/L。

治疗目标值:高风险<2.59 mmol/L;中高风险和中风险<3.37 mmol/L;低风险<4.14 mmol/L。

【影响因素】

1. 生理性因素

(1)升高:咖啡[41名健康人1个月平均饮用5.7杯煮沸咖啡,与超过1个月饮用同样数量滴滤咖啡相比,血清低密度脂蛋白胆固醇显著升高。日常饮用720 mL滴滤咖啡或滤过咖啡,低密度脂蛋白胆固醇轻度升高。男性饮用咖啡量与血清低密度脂蛋白胆固醇显著相关($r=0.127$),女性$r=0.146$];低咖啡因咖啡(持续2个月饮用标准咖啡因咖啡的181名男性换饮用低咖啡因咖啡后,血清低密度脂蛋白胆固醇显著增加0.12±0.65 mmol/L);白葡萄酒(10名健康男性每天饮用400 mL白葡萄酒1周,低密度脂蛋白胆固醇由2.97±0.26 mmol/L略升高至3.18±0.36 mmol/L,2周至3.23±0.34 mmol/L);棕榈酸(饱和脂肪酸的主要成分,可升高低密度脂蛋白胆固醇);果糖(14名成年男性摄入高果糖饮食与摄入高淀粉饮食28天相比,血清低密度脂蛋白胆固醇由2.73±0.13 mmol/L显著升高至2.46±0.15 mmol/L)。

(2)降低:乙醇注射(6名健康成人按0.6 g/kg体重静脉注射乙醇后,血清低密度脂蛋白胆固醇轻微降低);饮酒[在控制饮食的基础上30名绝经前女性每天30 g饮酒3个月经周期后,血清低密度脂蛋白胆固醇由2.33±0.13 mmol/L显著降低至2.15±0.13 mmol/L。每周饮酒6次,血清低密度脂蛋白胆固醇为3.29±0.91 mmol/L,显著低于158名很少饮酒的人(3.52±0.92 mmol/L)和172名很少饮酒或不饮酒的人(3.68±0.81 mmol/L)];核桃[18名健康男性摄入低胆固醇饮食并保证每天饮食中20%卡路里由核桃提供1个月,血清低密度脂蛋白胆固醇降低了16.3%(由2.90±0.41 mmol/L降低至2.43±0.44 mmol/L)。18名健康男性分为两组,分别摄入国际胆固醇研究组织第1阶段饮食与由核桃代替提供20%卡路里饮食4周,替代组血浆低密度脂蛋白胆固醇为0.47 mmol/L,比参考饮食组降低16.3%];大蒜(22名轻至中度高胆固醇血症受试者服用9.6 mg

大蒜素肠溶剂 12 周,血清低密度脂蛋白胆固醇降低了 0.44 mmol/L,比对照组下降了 6.6%。20 名健康人每天摄入 900 mg 大蒜 6 周,血清低密度脂蛋白胆固醇由 4.87±0.96 mmol/L 显著降低至 4.43±0.85 mmol/L,12 周显著降低至 4.35±1.11 mmol/L。42 名门诊患者每天服用 900 mg 大蒜粉 12 周,血清低密度脂蛋白胆固醇降低了 11%,对照组降低了 3%);大豆蛋白[31 例临床研究 meta 分析(564 例)显示,用大豆蛋白代替动物蛋白,低密度脂蛋白胆固醇显著降低,同时控制饮食,低密度脂蛋白胆固醇降低了 0.56 mmol/L(降低了 12.9%)。每天摄入大豆蛋白 31~47 g 与低密度脂蛋白胆固醇初始浓度直接相关,引起低密度脂蛋白胆固醇降低。肾病综合征患者摄入大豆蛋白可显著降低低密度脂蛋白胆固醇];橄榄油(27 名 50 岁以上的门诊患者每天摄入 20 g 特级初榨橄榄油,血清低密度脂蛋白胆固醇由 4.944±0.183 mmol/L 显著降低至 4.162±0.2 mmol/L);红花油(11 名中度高胆固醇血症患者每天摄入 14 g 红花油 6 周,血清低密度脂蛋白胆固醇降低了 0.18 mmol/L);葵花油[87 名服用硝苯地平的高血压患者每天摄入 30~35 g 葵花油 60 天,血清低密度脂蛋白胆固醇为 2.49 mmol/L,显著低于仅服药患者(3.19 mmol/L)];亚麻籽油(11 名中度高胆固醇血症的男性患者每天摄入 9 g 亚麻籽油 6 周,血清低密度脂蛋白胆固醇降低了 0.1 mmol/L);菜籽油(36 名高三酰甘油血症或高胆固醇血症患者每天摄入 30 mL 菜籽油 4 个月,血清低密度脂蛋白胆固醇由 4.48 mmol/L 显著降低至 4.14 mmol/L);高碳水化合物饮食(独居老年男性和女性高碳水化合物饮食,低密度脂蛋白胆固醇较低);高纤维饮食(10 名高胆固醇血症患者,高碳水化合物、高纤维饮食治疗 21 天,血清低密度脂蛋白胆固醇平均降低 8.5%。34 名 50 岁男性高纤维饮食 8 周,血清低密度脂蛋白胆固醇由 4.19±0.18 mmol/L 降低至 3.90±0.17 mmol/L。43 名健康成人摄入可溶性高纤维饮食 16 周,血清低密度脂蛋白胆固醇由 4.66±0.18 mmol/L 降低至 3.99±0.13 mmol/L,而摄入不可溶性高纤维饮食的对照组,血清低密度脂蛋白胆固醇由 4.58±0.18 mmol/L 降低至 4.16±0.16 mmol/L);高复合糖/高纤维饮食[4 587 名成人摄入高复合糖/高纤维饮食 3 周,血清低密度脂蛋白胆固醇由 3.9 mmol/L 降低至 3.0 mmol/L(降低 23%),男性降低了 25%,比女性(19.4%)更显著];低脂、高纤维饮食(22 名正常排卵期绝经前女性摄入低脂、高纤维饮食 8~10 周,血清低密度脂蛋白胆固醇由 2.38±0.49 mmol/L 显著降低至 2.07±0.44 mmol/L);燕麦麸(10 名高胆固醇血症男性患者食用燕麦麸 21 天,血清低密度脂蛋白胆固醇降低了 12.1%。64 名血浆胆固醇浓度 6 mmol/L 志愿者食用燕麦片 4 周,低密度脂蛋白胆固醇显著降低了 4.55%);燕麦纤维(13 名高胆固醇血症患者每天食用 77 g 燕麦纤维,血清低密度脂蛋白胆固醇降低了 0.29 mmol/L);青花丹(21 名高胆固醇血症患者每天服用 600 mg 青花丹 4 周,血清低密度脂蛋

白胆固醇由 4.43 ± 0.77 mmol/L 降低至 4.12 ± 1.04 mmol/L，8 周进一步降至 4.02 ± 0.69 mmol/L）；复方丹参滴丸（4 项治疗高脂血症的研究证实，复方丹参滴丸可使血清低密度脂蛋白胆固醇降低 29.9%）；瓜尔胶（9 名原发性高脂血症患者每天服用 30 g 瓜尔胶6 周，血清低密度脂蛋白胆固醇降低了 11.5%。13 名高胆固醇血症患者每天服用 15 g 瓜尔胶，血清低密度脂蛋白胆固醇降低了 0.65 mmol/L。14 名高胆固醇血症男性患者每天服用15 g 瓜尔胶 6 周，血清低密度脂蛋白胆固醇由 5.32 ± 0.23 mmol/L 降低至 4.70 ± 0.19 mmol/L，继续服用 6 周又恢复到基线水平）；车前草[27 名成人每天摄入 10.2 g 车前草 8 周，血清低密度脂蛋白胆固醇由 4.44 ± 0.13 mmol/L 降低至 3.85 ± 0.14 mmol/L（降低了 13.4%），对照组降低了 4.6%，服药组比对照组降低 8.8%，有显著性差异。37 名高胆固醇血症患者每天服用10.2 g 车前草及摄入高脂饮食 8 周，血清低密度脂蛋白胆固醇由 4.7 ± 0.1 mmol/L 降低至 4.4 ± 0.1 mmol/L，81 名低脂饮食对照组血清低密度脂蛋白胆固醇由 4.5 ± 0.1 mmol/L 降低至 4.2 ± 0.1 mmol/L。42 名高脂血症患者服药 2 周，血清低密度脂蛋白胆固醇降低了 7.8%（由 4.73 ± 0.12 mmol/L 变为 4.36 ± 0.11 mmol/L）]；苜蓿籽（15 名患有 2a 型、2b 型或 4 型高脂血症患者每天服用120 g 苜蓿籽 8 周，血清低密度脂蛋白胆固醇由 7.69 mmol/L 降低至6.33 mmol/L，停用后回升）；维生素 C（256 名男性受试者血浆维生素 C 浓度每增加 0.03 mmol/L，低密度脂蛋白胆固醇无明显改变，但 221 名女性受试者，低密度脂蛋白胆固醇降低了 0.05 mmol/L）；复合糖（以不增加体重为前提的合理饮食中摄入复合糖对低密度脂蛋白胆固醇影响不大）；油酸（11 名受试者摄入高油酸饮食 3 周，血清低密度脂蛋白胆固醇降低了 15%）。

（3）无影响：茶（研究超过 2 100 名成人，未发现饮茶与低密度脂蛋白胆固醇显著相关）；绿茶（12 名 28~42 岁健康男性志愿者每天饮用 600 mL 绿茶 4 周，血清低密度脂蛋白胆固醇由 2.87 mmol/L 略降低至 2.84 mmol/L。20 名吸烟成人每天饮用 150 mL 绿茶每天 4 次 2 周，血清低密度脂蛋白胆固醇由 3.43 mmol/L 略降低至 3.40 mmol/L，4 周后降低至 3.34 mmol/L）；饮酒（10 名血清低密度脂蛋白胆固醇为 2.15 ± 0.18 mmol/L 的健康年轻男性饮酒 6 周，低密度脂蛋白胆固醇未受影响。340 名心肌梗死患者饮酒频率<每天 1 次，血清低密度脂蛋白胆固醇为 3.46 ± 0.87 mmol/L；饮酒频率 1~3 次，血清低密度脂蛋白胆固醇为 3.53 ± 1.01 mmol/L；饮酒频率 > 每天 3 次，血清低密度脂蛋白胆固醇为 3.38 ± 1.01 mmol/L。35 名健康志愿者抽血前 14 小时摄入 24 g 或 40 g 乙醇，血清低密度脂蛋白胆固醇比基线水平 3.24 mmol/L 略升高了 0.01 mmol/L，摄入60 g 乙醇升高了0.03 mmol/L。12 名男性志愿者按 1 g/kg 体重摄入乙醇 4 天，血清低密度脂蛋白胆固醇由 3.26 mmol/L 轻度升高至 3.32 mmol/L。10 名不饮酒健康男性按 5.5 g/kg 体重摄入乙醇 2 天,低密度脂蛋白胆固醇无显著升高。无论男性或女性均未发现低密度脂蛋白胆固醇与饮酒明显相关);红酒(10 名健康男性每天饮酒 400 mL 1 周,血清低密度脂蛋白胆固醇由 3.34±0.29 mmol/L 降低至 3.16±0.46 mmol/L,2 周降低至 2.91±0.39 mmol/L);咖啡(21 名血清低密度脂蛋白胆固醇为 3.30 mmol/L 的男性平均每天饮用 3.5 杯咖啡 2 个月,血清低密度脂蛋白胆固醇为 3.29 mmol/L,无显著变化,停用咖啡 2 个月,低密度脂蛋白胆固醇恢复到 3.30 mmol/L);咖啡因(12 名健康志愿者每天摄入 520 mg 咖啡因 3 周,血清低密度脂蛋白胆固醇无明显影响);可可(高剂量可可脂不影响血清低密度脂蛋白胆固醇);酸奶(按规定饮食要求摄入低脂酸奶,对血清低密度脂蛋白胆固醇无影响);大豆蛋白(家族性高胆固醇血症儿童摄入大豆蛋白代替牛奶蛋白 4 周,血清低密度脂蛋白胆固醇无明显改变);大豆纤维(17 名轻度高胆固醇血症男性患者每天摄入 50 g 大豆蛋白和 20 g 大豆纤维,血清低密度脂蛋白胆固醇由 4.58±0.73 mmol/L 略降低至 4.51±0.88 mmol/L。高脂血症患者摄入大豆纤维 2 个月,血清低密度脂蛋白胆固醇无显著改变);大蒜[14 名轻至中度高胆固醇血症患者每天摄入 900 mg 大蒜 12 周,血清低密度脂蛋白胆固醇为 4.64±0.52 mmol/L,与对照组无显著性差异(4.60±0.59 mmol/L)];亚麻籽油(10 名健康男性饮食中 6% 碳水化合物由亚麻籽油代替 55 天,低密度脂蛋白胆固醇无明显改变);高纤维补给(8 位肠憩室症患者高纤维补给 11 天,低密度脂蛋白胆固醇无显著改变。20 名志愿者每天摄入 87 g 燕麦麸 1 周,低密度脂蛋白胆固醇无显著变化);低纤维补给(20 名志愿者摄入低纤维精炼小麦 6 周,血清低密度脂蛋白胆固醇无显著改变);低碳水化合物饮食(78 位随机肥胖者摄入低碳水化合物饮食 6 个月,血清低密度脂蛋白胆固醇由 2.85 mmol/L 升高至 3.03 mmol/L,而正常饮食对照组由 3.0 mmol/L 升高至 3.16 mmol/L);大麦麸(10 名高胆固醇血症男性食用大麦麸 21 天,血清低密度脂蛋白胆固醇无改变);植物油补给(8 名轻度原发性高血压患者每天摄入 50 mg 植物油 6 周,血清低密度脂蛋白胆固醇无改变);菊粉[64 名健康年轻女性摄入 40 g 低脂饮食包含 14 g 菊粉,血清低密度脂蛋白胆固醇为 2.38±0.67 mmol/L,与正常饮食者低密度脂蛋白胆固醇水平(2.48±0.72 mmol/L)无显著性差异];维生素 E[25 名吸烟和 25 名未吸烟男性每天服用 280 mg 合成型维生素 E 10 周,吸烟组血清低密度脂蛋白胆固醇由 2.9±0.2 mmol/L 略升高至 3.1±0.2 mmol/L,未吸烟组血清低密度脂蛋白胆固醇无改变。13 名糖尿病患者服用维生素 E(每天 100 IU)3 个月,血清低密度脂蛋白胆固醇由 2.14±0.16 mmol/L 略变化为 2.15±0.13 mmol/L]。

2. 分析性因素

无影响:维生素 C(0.28 mmol/L 维生素 C 对 Beckman Coulter 系统直接检测

低密度脂蛋白胆固醇结果影响<5%。2.84 mmol/L 维生素 C 对 Roche/Hitachi 系统第二代方法检测低密度脂蛋白胆固醇无影响）。

17　载脂蛋白 A-Ⅰ

载脂蛋白 A-Ⅰ（apo lipoprotein A-Ⅰ，Apo A-Ⅰ）是高密度脂蛋白颗粒主要的蛋白质成分，有助于确定个体和家族性低高密度脂蛋白胆固醇浓度。载脂蛋白 A-Ⅰ 个体内生物学变异平均为 7%~8%。载脂蛋白 A-Ⅰ 检测方法应使用 WHO/国际临床化学和实验室医学联盟（international federation of clinical chemistry and laboratory medicine，IFCC）国际参考物质标化。

载脂蛋白 A-Ⅰ 也可用于评估冠心病风险，尽管检测载脂蛋白 A-Ⅰ 是否比高密度脂蛋白胆固醇更好仍存在争议。

【参考区间】

临床决定值：>1.20 g/L。

年龄（岁）	参考区间（g/L）	
	男　性	女　性
4~5	1.09~1.72	1.04~1.63
6~11	1.11~1.77	1.10~1.66
12~19	0.99~1.65	1.05~1.80
20~29	1.05~1.73	1.11~2.09
30~39	1.05~1.73	1.10~1.89
40~49	1.03~1.78	1.15~1.95
50~59	1.07~1.73	1.17~2.11
60~65	1.11~1.84	1.20~2.05
>70	1.19~1.80	1.18~1.99

【影响因素】

1. 生理性因素

（1）升高：乙醇注射（载脂蛋白 A-Ⅰ 升高与使用乙醇有关）；饮酒［饮酒可引起载脂蛋白 A-Ⅰ 升高。10 名健康男性每天饮酒 60 g 3 周，载脂蛋白 A-Ⅰ 由 1.31 g/L 升高至 1.52 g/L，升高了 17%。134 名经常饮酒者（每周 6 次）载脂蛋白 A-Ⅰ 为 1.46±0.22 g/L，158 名偶尔饮酒者为 1.37±0.23 g/L，两者与 172 名很少或不饮酒者相比均显著升高，后者为 1.31±0.17 g/L。34 名绝经前女性控制饮食

3个月经周期后每天饮酒 30 g,载脂蛋白 A－Ⅰ由控制期的 1.42±0.04 g/L 显著升高至 1.32±0.03 g/L。16 名健康男性一餐饮酒 30 g 1 小时,载脂蛋白 A－Ⅰ显著升高。24 名男性志愿者平均每天饮酒 38 mL 6 周,载脂蛋白 A－Ⅰ显著升高];维生素 A(老年个体高维生素 A 摄入与其血浆载脂蛋白 A－Ⅰ高浓度相关);洋车前草(81 名每天摄入低脂饮食并服用 10.2 g 洋车前草治疗的患者,载脂蛋白 A－Ⅰ由 1.47 g/L 升高至 1.56 g/L)。

(2) 降低:乙醇注射(6 名健康个体静脉注射 0.6 g/kg 乙醇 1 小时,载脂蛋白 A－Ⅰ降低不明显);饮酒(随乙醇摄入量增多,344 名男性载脂蛋白 A－Ⅰ降低);高碳水化合物饮食(老年个体高碳水化合物饮食与其载脂蛋白 A－Ⅰ低浓度相关);高纤维饮食(43 名志愿者摄入可溶性高纤维饮食 16 周,载脂蛋白 A－Ⅰ由 1.60±0.05 g/L 显著降低至 1.45±0.04 g/L。摄入不溶性高纤维饮食 16 周,载脂蛋白 A－Ⅰ由 1.60±0.04 g/L 降低至 1.50±0.04 g/L)。

(3) 无影响:饮酒(男性每天摄入>44 g 乙醇,对载脂蛋白 A－Ⅰ无明显影响);β 胡萝卜素(25 名男性吸烟者每天摄入 20 mg β 胡萝卜素 14 周,载脂蛋白 A－Ⅰ无显著降低,由 1.28±0.16 g/L 降低了 0.02±0.11 g/L);咖啡(摄入咖啡与载脂蛋白 A－Ⅰ变化无关。41 名健康个体每天饮用 5.7 杯煮咖啡或相同数量滴滤咖啡1 个月,载脂蛋白 A－Ⅰ无显著性差异);亚麻籽油(10 名健康男性饮食中 6% 碳水化合物用亚麻籽油代替 55 天,对载脂蛋白 A－Ⅰ无明显影响);大豆蛋白(有家庭性高胆固醇血症的儿童饮食中用大豆蛋白替代牛奶蛋白 4 周,对载脂蛋白 A－Ⅰ无明显影响);大豆纤维(高脂血症患者摄入大豆粗纤维膳食补充剂 2 个月,对载脂蛋白 A－Ⅰ无影响);植物油补充(8 名轻度原发性高血压患者每天摄入 50 mg 植物油 6 周,对载脂蛋白 A－Ⅰ无明显影响);燕麦麸(10 名高胆固醇血症男性接受燕麦麸饮食治疗 10 天,对载脂蛋白 A－Ⅰ无明显影响);麦麸(10 名患高胆固醇血症男性接受麦麸饮食治疗 21 天,载脂蛋白 A－Ⅰ无明显改变);洋车前草(37 名高胆固醇血症患者每天摄入高脂饮食并服用 10.2 g 洋车前草,载脂蛋白 A－Ⅰ由1.45±5.6 g/L变化为 1.44±6.9 g/L,无明显改变)。

2. 分析性因素

无影响:维生素 C(170 μmol/L 维生素 C 对 Baxter Paramax 系统免疫比浊法检测载脂蛋白 A－Ⅰ无明显影响。维生素 C 对 Hitachi 系统免疫比浊法检测载脂蛋白 A－Ⅰ无影响)。

18 载脂蛋白 B

血清载脂蛋白 B(apolipoprotein B, Apo B)有两种主要形式:载脂蛋白 B－48

(肠道合成)和载脂蛋白 B－100(肝脏合成),通过低密度脂蛋白受体与低密度脂蛋白颗粒结合。每个低密度脂蛋白、中密度脂蛋白和极低密度脂蛋白颗粒上都有一个载脂蛋白 B 分子,因此,载脂蛋白 B 的浓度反映了循环中动脉粥样硬化颗粒的总数。

临床实验室常用的测定方法可识别两种形式载脂蛋白 B。载脂蛋白 B 测定有助于识别各类个体或家族性脂蛋白异常。许多研究表明,与低密度脂蛋白胆固醇相比,载脂蛋白 B 是冠心病风险的更好的标志物。载脂蛋白 B/载脂蛋白 A－Ⅰ比率比总胆固醇/高密度脂蛋白胆固醇比率更好。载脂蛋白 B 测定有助于识别小而密低密度脂蛋白增加但低密度脂蛋白胆固醇正常的个体,并与冠心病风险增加有关。

载脂蛋白 B 的检测方法应使用 WHO、IFCC 国际参考物质标化。载脂蛋白 B 个体内生物学变异为 8%~10%。

【参考区间】

临床决定值:预期值<1.00 g/L,高危值>1.20 g/L。

年龄(岁)	参考区间(g/L)	
	男 性	女 性
4~5	0.58~1.03	1.58~1.04
6~11	0.56~1.05	0.57~1.13
12~19	0.55~1.10	0.53~1.19
20~29	0.59~1.30	0.63~1.32
30~39	0.63~1.43	0.59~1.32
40~49	0.71~1.52	0.70~1.36
50~59	0.75~1.60	0.75~1.68
60~65	0.81~1.56	0.75~1.73
≥70	0.73~1.52	0.79~1.68

【影响因素】

1. 生理性因素

(1) 升高:饮酒(10 名健康男性每天饮酒 60 g 3 周,载脂蛋白 B 升高 14%;16 名健康男性志愿者一餐饮酒 30 g 1 小时,载脂蛋白 B 显著升高);咖啡(饮用咖啡可引起载脂蛋白 B 升高 15%。253 名每天饮用 3 杯以上咖啡的男性载脂蛋白 B 升高了 0.043±0.037 g/L);低咖啡因咖啡(181 名常饮用含咖啡因咖啡的男性,饮用低咖啡因咖啡后,载脂蛋白 B 显著升高了 0.06±0.12 g/L)。

(2) 降低:乙醇注射(6 名健康个体按 0.6 g/kg 体重注射乙醇 1 小时,载脂蛋白 B 降低 15%，且持续保持该水平 3 小时）；大豆蛋白（肾病综合征患者摄入大豆蛋白可使载脂蛋白 B 显著降低）；高纤维饮食（43 名志愿者摄入可溶性高纤维饮食 16 周，载脂蛋白 B 由 1.67±0.05 g/L 降低至 1.44±0.04 g/L；摄入不溶性高纤维饮食 16 周，载脂蛋白 B 由 1.65±0.06 g/L 降低至 1.54±0.04 g/L）；紫花苜蓿（11 名高脂血症 2 型患者每天 3 次服用 40 g 热备紫花苜蓿籽 8 周，载脂蛋白 B 降低。预处理时血浆载脂蛋白 B 中值浓度为 2.17 g/L，服用草药 8 周为 1.43 g/L，降低了 34%，停药 8 周恢复至初始水平）；洋车前草（37 名高胆固醇血症患者每天摄入高脂饮食同时服用 10.2 g 洋车前草治疗 8 周，载脂蛋白 B 由 1.36±0.051 g/L 降低至 1.27±0.071 g/L，81 名每天摄入低脂饮食同时服用 10.2 g 洋车前草治疗的患者，载脂蛋白 B 由 1.305 g/L 降低至 1.222±0.034 g/L）。

(3) 无影响：饮酒［134 名经常饮酒者（每周 6 次）载脂蛋白 B 平均为 0.95±0.23 g/L，与 158 名偶尔饮酒者和 172 名很少或不饮酒者相比无显著性差异，后两者载脂蛋白 B 为 1.00±0.21 g/L 和 0.98±0.19 g/L。34 名绝经前女性控制饮食 3 个月经周期后每天饮酒 30 g，载脂蛋白 B 由控制时期的 0.77±0.03 g/L 变化为 0.79±0.03 g/L，无明显改变］；咖啡［21 名健康男性载脂蛋白 B 为 0.869 g/L，平均每天饮用 3.5 杯滴滤咖啡 2 个月，载脂蛋白 B 为 0.85 g/L。21 名健康男性平均每天饮用 3.6 杯咖啡 2 个月，载脂蛋白 B 无明显改变（0.085 g/L），戒除所有咖啡 2 个月，载脂蛋白 B 无明显改变（0.086 9 g/L）。21 名健康男性每天饮用 3 杯或更多滴滤咖啡，对载脂蛋白 B 无明显影响］；亚麻籽油（10 名健康男性饮食中用亚麻籽油代替 6% 碳水化合物 55 天，对载脂蛋白 B 无明显影响）；大豆纤维（高脂血症患者摄入大豆粗纤维膳食补充剂 2 个月，对载脂蛋白 B 无影响）；大豆蛋白（有家族性高胆固醇血症的儿童用大豆蛋白替代牛奶蛋白饮食 4 周，对载脂蛋白 B 无明显影响）；植物油补充（8 名轻度原发性高血压患者每天补充 50 mg 植物油 6 周，对载脂蛋白 B 无明显影响）。

2. 分析性因素

无影响：维生素 C（170 μmol/L 维生素 C 对 Baxter Paramaxxt 系统免疫比浊法检测载脂蛋白 B 无明显影响。维生素 C 对 Hitachi 系统免疫比浊法检测载脂蛋白 B 无影响）。

19　脂蛋白 α

血清脂蛋白 α［lipoprotein(α)，Lp(α)］浓度升高与早期冠状动脉疾病和中风的风险增加有关。由于脂蛋白 α 水平有高度遗传性，故其可能是早期冠心病的重要标志物，特别是白人，但非裔美国人脂蛋白 α 水平更高，而相关冠心病风险较小。

鉴于标准化问题,每个实验室应建立自己的参考区间。脂蛋白 α 个体内生物学变异平均为 8%~9%。

【参考区间】

临床决定值:<30 mg/dL(或<0.3 g/L)。

种 族	参考区间(mg/dL)	
	男 性	女 性
非裔美洲人	1.8~29.9	1.7~26.5
白人	0.5~21.3	0.7~22.2

【影响因素】

生理性因素

(1)升高:大蒜(14 名轻至中度高胆固醇血症患者每天摄入 900 mg 大蒜制剂 12 周,血清脂蛋白 α 为 33 mg/dL,对照组为 22.5 mg/dL,显著升高)。

(2)降低:左肉毒碱(每天服用 2 g 左肉毒碱可降低脂蛋白 α 浓度);饮酒(10 名健康男性每天 60 g 饮酒 1 周,脂蛋白 α 下降 33%,2 周恢复至基线水平);杏仁(杏仁富含不饱和脂肪酸,可显著降低脂蛋白 α 浓度);维生素 C(同时每天服用 3 g 维生素 C 与 L-赖氨酸水合物,脂蛋白 α 降低)。

(3)无影响:维生素 E(25 名吸烟者和 25 名未吸烟者每天服用 280 mg 维生素 E 10 周,吸烟组血清脂蛋白 α 由 13.4±2.3 mg/dL 轻微变化为 12.2±2.4 mg/dL,未吸烟组由 8.1±2.3 mg/dL 升高至 10.6±3.1 mg/dL);β 胡萝卜素(25 名男性吸烟者每天摄入 20 mg β 萝卜素 14 周,脂蛋白 α 由 19±27 mg/dL 轻微降低至 0±6 mg/dL);饮酒(34 名绝经前女性 3 个月经周期内在控制饮食的基础上每天摄入 30 g 乙醇,脂蛋白 α 由 13.1±3.1 mg/dL 轻微变化为 12.9±3.1 mg/dL,儿童脂蛋白 α 与饮酒无关);高纤维饮食(43 名志愿者摄入可溶性高纤维饮食 16 周,血清脂蛋白 α 由 28.2±4.7 mg/dL 轻微变化至 27.9±4.8 mg/dL;摄入不可溶高纤维饮食 16 周,脂蛋白 α 由 27.8±4.7 mg/dL 轻微变化为 28.1±4.5 mg/dL)。

20 钾离子

血钾离子(potassium)水平有昼夜变化(最低为晚上 10 点,最高为上午 8 点)。正常人钾摄入量缺乏时,在排泄率下降前,每天排泄 20~30 mmol 钾可持续 4 天。缺钾患者服用氯化钠可导致尿钾进一步流失。肾功能良好的代谢性碱中毒患者,血浆钾离子常降低,而代谢性碱中毒患者若肾功能差,虽有钾缺乏,但血浆钾离子水平正常或升高。

血钾离子假性升高见于衣服袖口太紧(可导致血浆钾离子水平升高10%~20%)、溶血标本或血浆与红细胞分离延迟(0.5%红细胞溶血可使血钾离子水平升高0.5 mmol/L)、标本凝固期间从血小板释放的钾进入血清、慢性淋巴细胞白血病伴极高白细胞计数患者血样室温长期放置、血小板增多症(血小板计数≥1 000×10⁹/L)和白血病。

低钾血症(疲倦、虚弱、低反射、心室颤动等)的临床症状可发生在钾离子浓度2.0 mmol/L时,特别是钾浓度突然降低。高钾血症导致肌肉易激,心电图显示峰值T波,钾离子浓度超过7.0 mmol/L则很危险。

跨肾小管钾梯度(trans-tubular potassium gradient,TTKG)计算有助于明确高钾血症的病因[跨肾小管钾梯度=(尿钾/血浆钾+尿渗透压/血浆渗透压)]。正常人正常饮食跨肾小管钾梯度为8~9。高钾摄入,更多钾排泄,跨肾小管钾梯度可≥10。低钾摄入、低钾血症,跨肾小管钾梯度常≤3。高钾血症跨肾小管钾梯度≤7提示盐皮质激素缺乏症,特别是伴低钠血症和高钠尿症时。

因氨干扰,分光光度法不适用于尿钾测定。尿钾离子<20 nmol/L与非肾性病变有关,尿钾离子>20 nmol/L与肾性疾病相关。

【参考区间】

标　本	年龄(状态)	参考区间(mmol/L)
血清	早产儿	5.0~10.2
	早产儿48小时	3.0~6.0
	新生儿	5.6~12
	婴儿	4.1~5.3
	儿童	3.4~4.7
	成人	3.5~5.1
血浆	男性	3.5~4.5
	女性	3.4~4.4

【影响因素】

1. 生理性因素

(1)血清升高:洋地黄(当剂量增加20~40倍时血钾离子升高);大麻(据报道大麻对血钾离子浓度有影响)。

(2)尿液升高:蔬果饮食(约120名血压正常的健康人摄入富含蔬果饮食连续8周,尿钾离子排泄量由每天37.41±1.15 mmol升高至每天70.69±

2.33 mmol);咖啡因(8 名健康志愿者摄入 250 mg 咖啡因 1 小时,尿钾离子排泄量由 5.4 mmol/L 显著升高至 11.0 mmol/L。饮用无咖啡因咖啡后,尿钾离子排泄量不受影响。12 人按每千克体重摄入 6 mg 咖啡因后,尿钾离子排泄量显著升高,1 小时由 4.6 ± 4.4 mmol/L 升高至 6.0 ± 3.5 mmol/L,2 小时降低至 3.8 ± 2.2 mmol/L,3 小时降低至 3.2 ± 1.7 mmol/L。144 人按 6 mg/kg 体重摄入咖啡因后,尿钾离子显著升高,1 小时女性尿钾离子排泄量由 3.69 ± 2.74 mmol/L 升高至 5.31 ± 2.92 mmol/L,2 小时降低至 4 ± 1.67 mmol/L;1 小时男性尿钾离子排泄量由 4.79 ± 3.44 mmol/L 升高至 5.90 ± 3.03 mmol/L,2 小时降低至 5.51 ± 2.92 mmol/L,3 小时尿钾离子排泄量均恢复到正常水平。37 名女性按 6 mg/kg 体重摄入咖啡因,2 小时尿钾离子排泄量由 8.03 mmol/L 显著升高至 9.74 mmol/L,即由 11.02 mol/mol 肌酐升高至 12.76 mol/mol 肌酐);瓜尔胶(25 名健康男性每天服用 30 g 瓜尔胶 6 周,安慰剂组尿钾离子排泄量约每天 50 mmol,瓜尔胶组尿钾离子排泄量升高每天 11 ± 7 mmol);瓜拉纳(含嘌呤碱、茶碱和咖啡因,咖啡因作为一种短期利尿剂,过量使用时会导致低钾血症)。

(3)粪便升高:黑刺李(基于黑刺李的催泻作用,长期食用黑刺李可导致电解质从粪便流失,特别是钾)。

(4)血清降低:芦荟、大黄(长期食用芦荟、大黄可导致电解质流失,特别是钾,可引起高醛固酮血症);蓖麻油、欧鼠李皮、番泻叶(长期食用蓖麻油、欧鼠李皮,服用番泻叶可导致电解质流失,特别是钾);黑刺李(基于黑刺李的催泻作用,长期食用黑刺李可导致电解质从粪便流失,特别是钾,引起低钾血症);鼠李(长期食用鼠李可导致电解质流失,特别是钾,也会对钠产生影响);麻黄属和瓜拉纳 [16 名健康成人(男性、女性各 8 名)以 2 倍剂量口服麻黄属-瓜拉纳复合物药 2~5 小时,与服用安慰剂组相比,服麻黄属-瓜拉纳复合物药组血钾离子浓度明显降低,服药 3 小时血钾离子降低最多,降低了 0.25 ± 0.15 mmol/L,安慰剂组降低了 0.006 ± 0.32 mmol/L,两组相比有显著性差异];瓜拉纳(含嘌呤碱、茶碱和咖啡因,咖啡因作为一种短期利尿剂,过量使用可导致低钾血症);葡萄糖(葡萄糖注射液可引起循环血浆钾浓度降低,因胰岛素分泌增加会引起钾离子转移到细胞内);欧亚甘草 [1 名 56 岁慢性便秘女性每天摄入 200~400 g 欧亚甘草糖,等同于每天服用 15 g 纯欧亚甘草,血钾离子为 2.2 mmol/L(参考区间为 3.5~5.0 mmol/L),停用欧亚甘草糖并通过静脉注射氯化钾纠正低钾血症 1 周,血钾离子恢复到参考区间。12 名健康志愿者每天服用 100 g 欧亚甘草 4 周,血钾离子由 3.98 mmol/L 降低至 3.66 mmol/L,8 周降低至 3.69 mmol/L。4 例患者长期服用含轻泻剂的欧亚甘草引起假性醛固酮增多症]。

(5)血清无影响:欧亚甘草(5 名健康男性每天服用 200 g 欧亚甘草 10 天,

血钾离子由 3.9 mmol/L 升高至 4.0 mmol/L,无明显改变);辅酶 Q10(10 名原发性高血压患者每天服用 100 mg 辅酶 Q10 连续 10 周,对血钾离子无明显影响);磷酸纤维素(磷酸纤维素对血钾离子无明显影响)。

(6)尿液无影响:欧亚甘草(12 名健康志愿者每天服用 100 g 欧亚甘草持续 8 周,对尿钾离子排泄量无明显影响);辅酶 Q10(10 名原发性高血压患者每天服用 100 mg 辅酶 Q10 持续 10 周,对尿钾离子排泄量无明显影响)。

2. 分析性因素

(1)血清升高:维生素 C(1 名患者每天服用 20 g 维生素 C,血钾离子检测结果异常。将维生素 C 添加到血清后可使 Beckman Synchron LX20 检测血钾离子结果显著升高。在 1 个血钾离子为 3.97 mmol/L 的标本中添加维生素 C,当浓度为 1.5 mmol/L 时,血钾离子显著升高至 4.34 mmol/L,当浓度为 12.0 mmol/L,血钾离子进一步升高至 5.98 mmol/L。≥1.5 mmol/L 维生素 C 浓度使 Beckman-Coulter LX20 检测血钾离子结果显著升高。1 个采用静脉滴注 30 g 维生素 C 钠治疗恶性疟疾的病例中,使用 Hitachi 747 检测,血钾离子浓度升高至 5.0 mmol/L,参考区间为 3.5~5.0 mmol/L)。

(2)血清无影响:番木鳖碱(0.03 mmol/L 番木鳖碱对预稀释 ISE 法检测血钾离子无影响);奎宁(0.925 mmol/L 奎宁对预稀释 ISE 法检测血钾离子无影响);棕榈酸(≤3 mmol/L 棕榈酸对 Ortho Vitros 检测血钾离子无影响);维生素 C(1 名每天服用 20 g 维生素 C 的患者,血钾离子检测结果出现异常,使用 Beckman Synchron LX20 检测,血钾离子结果显著升高,使用 Bayer 644 系统检测,对血钾离子结果无影响。0.57 mmol/L 维生素 C 使 Abbott Vision 检测血钾离子结果降低了 0.2%,但无显著性差异。226.67 mmol/L 维生素 C 对预稀释 ISE 法检测血钾离子无影响。0.34 mmol/L 维生素 C 对火焰光度法检测血钾离子无影响。4.53 mmol/L 维生素 C 对无预稀释 ISE 法检测血钾离子无影响。≤0.17 mmol/L 维生素 C 对 Ortho Vitros 检测血钾离子无影响。≤0.57 mmol/L 维生素 C 对 Ames 系统检测血钾离子无影响,当维生素 C 浓度更高时会引起检测结果升高);咖啡因(0.31 mmol/L 咖啡因使 Abbott Vision 系统检测血钾离子结果升高了 0.9%,但无显著性差异);葡萄糖(33.6 mmol/L 葡萄糖对 Ortho Vitros 系统检测血钾离子无明显影响)。

21 钠离子

血浆钠离子(sodium ion)与渗透量之比为 0.43~0.50,当渗透活性物质(如水杨酸中毒、尿毒症、糖尿病)升高时,该比率会降低。钠的肾阈值为 110~

130 mmol/L,夜间钠离子排泄率是白天峰值的 1/5,提示钠离子浓度有明显的昼夜节律。尿钠离子排泄与膳食摄入量和水合作用有关。

血葡萄糖每增加 5.56 mmol/L,血钠离子含量降低 1.5~3.0 mmol/L。低钠血症和尿渗透量组合持续高于血渗透量,表明可能出现抗利尿激素分泌不当。

血钠离子<120 mmol/L 时出现虚弱,<110 mmol/L 时出现延髓和假性延髓,90~105 mmol/L 出现重度神经体征和症状,>155 mmol/L 时出现心血管、肾脏症状,特别是血浆容量降低时,> 160 mmol/L 时有潜在危险性。尿钠离子<15 mmol/L 时见于肾前性酸中毒,而高值见于急性肾小管坏死。

使用离子选择性电极法测定钠离子活性无须浓缩标本,数据纠正常由仪器自动计算完成。方法学变化需重新评估参考区间,如 ISE 法。检测高脂血症或重度高蛋白血症患者的血清,溶剂排除效应对血清结果的影响各异,与所用特定方法有关,如直接法或间接法电位测定。因此,参考区间可能高于或低于此处给出的数值。

直接 ISE 法与间接 ISE 法、火焰法不同,高脂或高蛋白标本中不会出现容量误差。

【参考区间】

标　本	年龄(状态)		参　考　区　间
血清或血浆	早产儿(脐带血)		116~140 mmol/L
	早产儿 48 小时		128~148 mmol/L
	新生儿(脐带血)		126~166 mmol/L
	新生儿		133~146 mmol/L
	婴儿		139~146 mmol/L
	儿童		138~145 mmol/L
	成人	≤90 岁	136~145 mmol/L
		>90 岁	132~146 mmol/L
24 h 尿	6~10 岁	男性	41~115 mmol/d
		女性	20~69 mmol/d
	10~14 岁	男性	63~177 mmol/d
		女性	48~168 mmol/d
	≥14 岁	男性	40~220 mmol/d
		女性	27~287 mmol/d
粪便			<10 mmol/d

【影响因素】

1. 生理性因素

(1) 血清升高：饮酒(7 名健康男性按 1.5 g/kg 体重饮酒 1~6 小时,钠离子浓度最多升高 4±2 mmol/L);欧亚甘草(12 名健康受试者摄入 100 g/d 欧亚甘草 4 周,钠离子由 139.2 mmol/L 显著升高至 141.0 mmol/L,在 8 周实验中钠离子浓度从第 4 周后开始轻微降低);萝芙木属(萝芙木属可导致电解质滞留);大麻(大麻可导致钠浓度升高)。

(2) 尿液升高：咖啡因(12 人按 6 mg/kg 体重摄入咖啡因 1 小时,尿钠离子由每小时 4.4±3.6 mmol 显著升高为每小时 9.6±6.4 mmol,2 小时为每小时 7.8±3.7 mmol,3 小时为每小时 7.5±3.6 mmol。144 人按 6 mg/kg 体重摄入咖啡因,尿钠离子排泄量显著升高,女性尿钠离子排泄量 1 小时由每小时 5.65±4 mmol 变为每小时 11.91±7.57 mmol,2 小时为每小时 9.13±5 mmol,男性尿钠离子排泄量 1 小时由每小时 8.30±5.65 mmol 变为每小时 13.57±7 mmol,2 小时为每小时 13.48±7.17 mmol,3 小时不同性别尿钠离子排泄量均恢复至基线水平。37 名女性按 6 mg/kg 体重摄入咖啡因 2 小时,尿钠离子排泄量由 13.70 mmol 变化为 23.78 mmol 或由 18.69 mmol/mmol 肌酐变化为 30.49 mmol/mmol 肌酐,显著升高。8 名健康志愿者摄入 250 mg 咖啡因 1 小时,尿钠离子排泄量由每小时 8.0 mmol 变为每小时 24.1 mmol,显著升高。随后 2 小时,观察组尿钠离子排泄量也高于对照组,整个研究中咖啡因对尿钠离子排泄量无影响);洋地黄(对心力衰竭患者,洋地黄有利尿作用,可导致尿钠离子浓度升高);瓜尔胶(25 名健康男性每天服用 30 g 瓜尔胶,尿钠离子排泄量较安慰剂组升高每天 27±11 mmol,安慰剂组尿钠离子排泄量约为每天 100 mmol);欧亚甘草(12 名健康受试者每天服用 100 g 欧亚甘草 8 周,尿钠离子排泄量显著升高)。

(3) 粪便升高：黑刺李(黑刺李有通便作用,长期服用会导致粪便中电解质丢失增加,特别是钾)。

(4) 血清降低：大黄(长期服用大黄可导致包括钠在内的电解质丢失,特别是钾,可引起醛固酮增多症);欧鼠李皮(长期服用欧鼠李皮可导致电解质丢失,特别是钾);番泻树(少数病例持续服用番泻树可导致电解质丢失);蓖麻油(长期食用蓖麻油可导致包括钠在内的电解质丢失)。

(5) 尿液降低：蔬果饮食(约 120 名血压正常的健康人摄入富含水果和蔬菜饮食 8 周,尿钠离子排泄量由每天 140.35±4.22 mmol 变为每天 130.26±4.83 mmol,无显著性差异);碳水化合物(饥饿患者摄入碳水化合物可导致尿钠离子降低)。

(6) 血清无影响：辅酶 Q10(10 名原发性高血压患者每天服用 100 mg 辅酶

Q10,对血清钠离子浓度无明显影响);磷酸纤维素(磷酸纤维素活性产物比例降低对血清钠浓度无影响)。

（7）尿液无影响：辅酶 Q10 不影响尿钠离子检测结果（10 名原发性高血压患者每天服用 100 mg 辅酶 Q10 10 周,尿钠离子排泄量无明显改变)。

2. 分析性因素

（1）血清升高：维生素 C（1 名患者每天服用 ≤20 g 维生素 C,血清钠离子检测结果异常。在血清中加入维生素 C,用 Beckman Synchrom LX20 分析仪检测,血清钠离子浓度显著升高。一个钠离子浓度为 138 mmol/L 的标本加入 1.5 mmol/L 维生素,血清钠离子结果升高为 149 mmol/L;12.0 mmol/L 维生素,血清钠离子结果显著升高为 202 mmol/L。>1.5 mmol/L 维生素 C 使 Beckman Synchrom LX20 系统检测血清钠离子显著升高。1 名患者每天静脉注射 30 g 维生素 C 治疗恶性病变,采用 Hitachi 747 系统检测,血清钠离子升高至 162 mmol/L,参考区间为 135~145 mmol/L)。

（2）血清无影响：番木鳖碱（0.03 mmol/L 番木鳖碱对预稀释 ISE 法检测血清钠离子无影响);奎宁（0.092 mmol/L 奎宁对预稀释 ISE 法检测血清钠离子无影响);葡萄糖（33.6 mmol/L 葡萄糖对 Ortho Vitros 系统检测血清钠离子无影响。67.2 mmol/L 葡萄糖对 TechniconChromolyte 系统检测血清钠离子无影响);乳糖（50 mmol/L 乳糖对 Berry 分光光度酶法检测血清钠离子无影响);维生素 C（1 名患者每天服用 <20 g 维生素 C,血清钠离子结果异常,使用 Beckman Synchrom LX20 系统检测,血清钠结果显著升高,使用 Bayer-644 系统检测同一标本,对血清钠离子结果无影响。<0.17 mmol/L 维生素 C 对 Ortho Vitros 系统检测血清钠无影响。0.34 mmol/L 维生素 C 对火焰光度法检测血清钠离子无影响。4.53 mmol/L 维生素 C 对非预稀释 ISE 法检测血清钠离子无影响。226.67 mmol/L 维生素 C 对预稀释 ISE 法检测血清钠离子无影响)。

22 氯离子

氯离子（chloride ion）检测时,除急诊外,应采集禁食状态时的标本。餐后氯离子略有降低。引起高钠血症的因素也会导致高氯血症。溴化物中毒时,溴离子取代氯离子。因某些临床实验室方法的非特异性,可能无法检出低氯血症。

直接 ISE 法与间接 ISE 法、火焰法不同,高脂或高蛋白标本中不会出现容量误差。

通常,尿氯化物排泄量接近膳食摄入量。

【参考区间】

标　本	年龄(状态)		参考区间
血清或血浆	新生儿(脐带血)		96~104 mmol/L
	早产儿		96~110 mmol/L
	0~30 天		98~113 mmol/L
	>30 天		98~107 mmol/L
	>90 岁		98~111 mmol/L
24 h 尿	婴儿		2~10 mmol/d
	<6 岁		15~40 mmol/d
	6~10 岁	男性	36~110 mmol/d
		女性	18~74 mmol/d
	10~14 岁	男性	64~176 mmol/d
		女性	36~173 mmol/d
	14~60 岁		110~250 mmol/d
	>60 岁		95~195 mmol/d

【影响因素】

1. 生理性因素

(1) 血清升高：大麻(大麻对血清氯检测有影响)。

(2) 尿液升高：咖啡因[144 名受试者按 6 mg/kg 体重摄入咖啡因,不同性别氯离子分泌量均明显升高,男性 1 小时为每小时 17.32±11.25 mmol,2 小时为每小时 17.88±13.03 mmol,女性 1 小时为每小时 13.0±9.87 mmol,2 小时为每小时 10.8±8.55 mmol,3 小时均恢复至基线水平(分别为每小时 11.62±9.17 mmol 和每小时 6.94±5.27 mmol)。37 名女性按 6 mg/kg 体重摄入咖啡因 2 小时,氯离子分泌量由 21.27 mmol/L 显著升高至 36.95 mmol/L];洋地黄(洋地黄在心力衰竭治疗中起利尿作用,可使尿氯分泌量升高)。

2. 分析性因素

(1) 血清升高：维生素 C(>1.5 mmol/L 维生素 C 使 Beckman Coulter LX20 分析系统检测血清氯离子结果显著升高)。

(2) 血清降低：维生素 C[1 名患者每天摄入 20 g 维生素 C 可使血清氯离子结果混乱。加入维生素 C 使 Beckman Synchron LX20 系统检测血清氯离子结果降低。氯离子浓度为 99.5 mmol/L 的标本与 1.5 mmol/L 维生素 C 混合后,氯离子浓度明显降低至 87.2 mmol/L,与 12.0 mmol/L 维生素 C 混合后,氯离子浓度降低至 67 mmol/L。1 名恶质病患者经静脉注射 30 g 抗坏血酸钠(药物浓度为 30 mmol/L)使 Hitachi 747 系统检测氯离子结果降低至 93 mmol/L,参考区间为 96~109 mmol/L〕。

(3) 血清无影响:番木鳖碱(12 mg/L 番木鳖碱对汞液滴定法检测血清氯离子无影响);葡萄糖(33.3 mmol/L 葡萄糖对 Ortho Vitros 系统检测血清氯离子无影响);维生素 C(维生素 C 使 Beckman Synchron LX20 系统检测血清氯离子结果明显降低,对 Bayer 644 和 Radiometer ABL‑700 系统检测血清氯离子无影响。0.74 mmol/L 维生素 C 对 Ortho Vitros 系统检测血清氯离子无影响。9.29 mmol/L 维生素 C 对汞液滴定法检测血清氯离子无影响)。

23 钙

总钙(total calcium)在凌晨 2~4 点最低,在早晨 8 点最高。钙浓度随年龄而异,新生儿最高,50 岁以上男性随年龄逐渐降低。立位 15 分钟总钙升高 4%~7%,但离子钙变化较小。血清总钙随蛋白质浓度而变化,10 g/L 蛋白质(白蛋白)使总钙浓度平行变化≤0.2 mmol/L。

血清钙假性升高见于标本采集时间过长和标本贮存时间过长。采血前应仔细检查注射器、容器、玻璃器材因钙皂很容易黏附。当总钙正常而离子钙升高时,重复检测血清钙有助于甲状旁腺功能亢进的诊断。当血清钙为 1.50~1.75 mmol/L 时会发生手足抽搐,可见于代谢性和呼吸性碱中毒,手足抽搐者血清钙可正常,但离子钙减低。

健康和疾病个体钙分布范围很宽。钙和蛋白质摄入,磷酸盐分泌代替尿钙分泌。妊娠后期尿钙降低。约 1/3 甲状旁腺功能亢进患者尿钙排出量正常。在鉴别诊断中很少有实用价值。

钙分泌率表达为钙/肌酐比率。健康个体与肌肉量有关,尿钙/肌酐通常为 0.14。若>0.57 则提示高钙尿症。

高钙尿症患者,如钙每天摄入>8.75 mmol。有时禁食 12 小时后收集 2 小时尿液标本,来证明饮食性钙减少所致高钙尿症。吸收性高钙尿症是胃肠道吸收钙太多,可见 2 小时<0.5 mmol。非吸收性高钙尿症,2 小时>0.75 mmol 提示某些其他问题,如甲状旁腺激素分泌增多症。

脑脊液钙浓度与血清离子钙浓度密切相关。甲状旁腺功能减退者的脑脊液钙不能反映血清钙的变化。脑脊液总钙和离子钙升高则脑脊液蛋白质也升高。

粪便钙排泄,假设钙每天摄入 17.5 mmol,净吸收 20%~40%。

【参考区间】

标　本	年龄(状态)		参 考 区 间
血液		新生儿(脐带血)	2.05~2.80 mmol/L
		早产儿	1.55~2.75 mmol/L
		0~10 天	1.90~2.60 mmol/L
		10 天~2 月	2.25~2.75 mmol/L
		2 月~12 岁	2.20~2.70 mmol/L
		12~18 岁	2.10~2.55 mmol/L
		18~60 岁	2.15~2.50 mmol/L
		60~90 岁	2.20~2.55 mmol/L
		>90 岁	2.05~2.40 mmol/L
尿液	婴儿和儿童	无钙饮食	0.13~1.00 mmol/d
		低钙饮食	1.25~3.75 mmol/d
		平均钙饮食	2.50~7.50 mmol/d
	成人	男性	0.23~9.47 mmol/L(0.30~6.10 mmol/g 肌酐)
		女性	0.13~8.92 mmol/L(0.23~8.20 mmol/g 肌酐)
脑脊液			1.05~1.35 mmol/L
粪便			10.5~14.0 mmol/d

【影响因素】

1. 生理性因素

(1) 血清升高：咖啡因(16 名绝经前女性每天摄入 400 mg 咖啡因 19 天,血清钙由 2.41 mmol/L 轻微升高至 2.43 mmol/L);1,25 -二羟维生素 D_3(糖皮质激素治疗患者摄入 1,25 -二羟维生素 D_3 对血清钙的影响无临床意义,但可能导致高钙血症或高钙尿症)。

(2) 尿液升高：饮酒(剧烈饮酒可导致高钙血尿,常伴高镁尿症。24 名正常个体按 1.2~1.5 g/kg 体重摄入乙醇 3 小时,尿液钙排泄量高于摄入果汁组 2 倍,停用乙醇或果汁 3 小时,尿液钙排泄量仍持续升高);咖啡因[12 名个体按 5 mg/kg 体重摄入咖啡因 1 小时,尿液钙由 0.16±0.12 mmol/L 显著升高至 0.49±0.33 mmol/L,2 小时升高至 0.47±0.29 mmol/L,3 小时升高至 0.39±0.29 mmol/L。144 名个体按 6 mg/kg 体重摄入咖啡因后,尿液钙显著升高,女性 1 小时钙由基线 0.12±0.11 mmol/L 升高至 0.22±0.18 mmol/L,2 小时升高至 0.20±0.13 mmol/L,男性 1 小时钙由基线 0.17±0.12 mmol/L 升高至 0.23±0.15 mmol/L,2 小时升高至 0.24±0.16 mmol/L,3 小时均恢复至基线水平。17 名健康男性志愿者早上 7 点摄入 2 份剂量咖啡因,即按 3 mg/kg 体重摄入咖啡因,上午 10 点尿液钙排泄显著升高,持续 6 小时(摄入第二份剂量咖啡因后 6 小时),下午 4 点至凌晨 1 点无明显变化,凌晨 1~4 点开始降低。24 小时尿排泄净升高每天 0.32 mmol。37 名女性按每千克体重摄入 6 mg 咖啡因 2 小时,尿钙排泄量显著升高,由 0.24 mmol/L 变化至 0.43 mmol/L,即 3 mmol/g 肌酐至 5 mmol/g 肌酐];巧克力[10 名健康个体摄入 100 g 黑巧克力(1 条),尿钙显著改变,60 分钟由基线 0.46±0.09 变化为 0.84±0.14,120 分钟变化为 1.14±0.19,180 分钟变化为 0.95±0.17,以上数值单位是与肌酐比值];1,25-二羟维生素 D_3(糖皮质激素治疗患者摄入 1,25-二羟维生素 D_3,对尿钙的影响无临床意义,但可导致高钙血症或高钙尿症);维生素 C(37 名健康年轻女性摄入 1.75 mg 维生素 C 4 小时,尿液钙排泄量由 0.49±0.27 mmol/L 升高至 0.64±0.36 mmol/L,即由 2.63±1.35 mg/g 肌酐变化至 3.35±1.90 mg/g 肌酐);蔗糖(10 名健康个体摄入 55 g 蔗糖,尿钙明显改变,60 分钟由基线水平 0.53±0.10 变化为 0.92±0.16,120 分钟变化为 1.00±0.15,180 分钟变化为 0.61±0.13,以上数值单位是与肌酐比值)。

(3)血清降低:饮酒(24 名正常个体按 1.2~1.5 g/kg 体重摄入乙醇 8~12 小时,血清钙显著低于对照组);麸皮(每天摄入 38 g 麸皮 5 周,血清钙为 0.15 mmol/L);葡萄糖(肥胖儿童口服糖耐量试验后血清钙升高,但低于瘦的儿童);植酸(摄入植酸后,血清钙持续降低);番泻叶(滥用番泻叶可导致手足抽搐)。

(4)尿液降低:果蔬饮食(120 名健康、血压正常个体摄入富含水果和蔬菜的饮食 8 周后,尿钙由基线每天 3.92±0.17 mmol 降低至每天 2.74±0.17 mmol,无显著性差异);磷酸纤维素(磷酸纤维素可降低胃肠道吸收功能,导致尿液钙排泄降低。磷酸纤维素可影响钙吸收,使尿液钙排泄量降低);植酸(植酸通过抑制胃肠道吸收使尿液钙降低);蔗糖(10 名健康个体摄入 55 g 蔗糖,尿液钙变化显著,60 分钟由基线 3.23±0.32 变化为 3.22±0.39,120 分钟变化为 2.02±0.38,180 分钟变化为 1.66±0.28,以上数值单位是与肌酐比值。)

(5)粪便降低:咖啡因(16 名绝经前女性每天摄入 400 mg 咖啡因连续 19 天,粪便钙降低每天 0.050 mmol,无显著性差异)。

(6)血清无影响:茶(1 名女性饮用未经过滤的井水泡制的速溶茶,尿液氟化物排泄量上升至 19 mg/g 肌酐,血清钙无明显改变);菜籽油(36 名高血脂患者每天摄入 36 mL 菜籽油 4 个月,血清钙无明显改变);巧克力[10 名健康个体摄入 100 g 黑巧克力(1 条),血清钙无显著变化,30 分钟由基线 2.28±0.02 mmol/L 变化为 2.29±0.01 mmol/L,60 分钟变化为 2.29±0.02 mmol/L,120 分钟变化为 2.31±0.02 mmol/L,180 分钟变化为 2.26±0.02 mmol/L];24,25-二羟维生素 D_3(20 名接受慢性非卧床腹膜透析患者摄入 24,25-二羟维生素 D_3,钙无显著变化,仍在参考区间,偶尔引发高钙血症);1α-羟基维生素 D_3(14 名慢性肾功能衰竭患者行常规血液透析治疗时每天摄入 0.5 μg 1α-羟基维生素 D_3 8 周,血清钙由 2.20±0.05 mmol/L 升高至 2.22±0.05 mmol/L,无明显改变);瓜尔豆胶(14 名高胆固醇血症男性每天摄入 15 g 瓜尔豆胶 12 周,血清钙无显著变化);甘草(12 名健康志愿者每天摄入 100 g 甘草 8 周,血清钙无明显影响);蔗糖(10 名健康个体摄入 55 g 蔗糖,血清钙无明显改变,30 分钟由基线 2.28±0.02 mmol/L 变化为 2.26±0.02 mmol/L,60 分钟变化为 2.26±0.02 mmol/L,120 分钟变化为 2.27±0.02 mmol/L,180 分钟变化为 2.27±0.02 mmol/L)。

(7) 尿液无影响:啤酒(6 名健康志愿者摄入 1.14 L 啤酒 24 小时,尿钙无明显升高);咖啡因(16 名绝经前女性每天摄入 400 mg 咖啡因 19 天,尿钙每天降低 0.015 mmol,无显著性差异);瓜尔豆胶(12 名高胆固醇血症男性每天摄入 15 g 瓜尔豆胶 12 周,尿钙无明显改变)。

2. 分析性因素

(1) 升高:维生素 C(≥1.5 mmol/L 维生素 C 使 Beckman-Coulter LX20 系统检测血清钙结果显著升高)。

(2) 降低:棕榈酸(1.5 mmol/L 棕榈酸使滴定法检测血清钙结果降低)。

(3) 无影响:维生素 C(0.426 mmol/L 维生素 C 对 Roche Cobas Ready 系统检测血清钙无影响。11.35 mmol/L 维生素 C 对甲酚酞法检测血清钙无影响);葡萄糖(33.3 mmol/L 葡萄糖对 Ortho Vitros 系统检测血清钙无显著影响);棕榈酸(4 mmol/L 棕榈酸对原子吸收法检测透析液中 2 mmol/L 血清钙无影响);奎宁[急性超剂量浓度(19.16 μmol/L)奎宁对 Technicon SMAC 系统检测血清钙无影响。38.32 μmol/L 奎宁对甲酚酞法检测血清钙无显著影响];士的宁(35.78 μmol/L 士的宁对甲酚酞法检测血清钙无显著影响)。

24　离子钙

离子钙(ionized calcium)测定有助于确定蛋白质改变患者(如慢性肾功能衰竭、肾病综合征、吸收不良、多发性骨髓瘤等)"生理活性"或游离钙水平,以及酸碱代谢的紊乱。

离子钙比总钙更好地反映了钙的代谢情况,大多数临床医师更喜欢用离子钙而不是总钙来评估钙代谢的异常。无论总钙水平多少,离子钙明显降低可导致神经肌肉易激性增加进而导致手足抽搐。

因标本准备、电极选择不同,参考区间可不同。加入 1 U/mL 肝素可导致离子钙降低 0.01 mmol/L。若是厌氧采集的标本,则测量时无须调节 pH 到 7.4。

有各种基于总钙、总蛋白质、白蛋白来计算离子钙的公式,但并不鼓励使用这些公式。

【参考区间】

标 本	年龄(状态)	参考区间(mmol/L)
全血	18~60 岁	1.15~1.27
	60~90 岁	1.16~1.29
	>90 岁	1.12~1.23
血浆		1.03~1.23
血清	新生儿(脐带血)	1.30~1.60
	2 小时	1.21~1.46
	24 小时	1.10~1.36
	3 天	1.15~1.42
	5 天	1.22~1.48
	少年	1.20~1.38
	成人	1.16~1.32
毛细血管血	出生第 1 天(6~36 小时)	1.05~1.37
	出生第 2 天(60~84 小时)	1.10~1.42
	出生第 5 天(108~132 小时)	1.20~1.48

【影响因素】

生理性因素

(1)降低:饮酒(24 名健康受试者按 1.2~1.5 g/kg 体重饮酒 8 小时,离子钙由 1.18 mmol/L 降低至 1.15 mmol/L)。

(2)无影响:甘草(12 名健康志愿者每天摄入 100 g 甘草 8 周,对离子钙无明显影响)。

25 铁

铁(iron)使用无蛋白质沉淀的稀释血清比色法测定,因其微溶血(血红蛋白铁)可导致假性增高。硫酸铁是儿童意外中毒的常见原因。铁中毒症状包括腹痛、呕吐、出血性腹泻、青紫、嗜睡和抽搐。

血清铁昼夜变化不一,一般早晨水平较高。日内或日间的个人水平变化很大。输血患者血清铁检测应延迟几天。睡眠不足或压力会导致血清铁昼夜变化消失(低铁水平)。新生儿出生后几小时铁开始降低。

【参考区间】

儿童：中毒浓度为 50.1~456.5 μmol/L；致死量为>322.2 μmol/L。

标　本	年　龄		参　考　区　间
	新生儿		17.9~44.8 μmol/L
	婴儿		7.2~17.9 μmol/L
血清	儿童		9.0~21.5 μmol/L
	成人	男性	11.6~31.3 μmol/L
		女性	9.0~30.4 μmol/L
尿液			0.04~1.3(0.05~1.8 μmol/d)

【影响因素】

1. 生理性因素

（1）升高：饮酒（参加营养状况调查的 60~100 岁老年人，373 名女性，213 名男性，按乙醇摄入量每天 0~4 g、每天 5~14 g、每天>15 g 分为三组，视黄醇、铁、铁蛋白、高密度脂蛋白胆固醇、谷草转氨酶和谷丙转氨酶浓度或活性随乙醇摄入量增加而升高。血液维生素 B_2、铜、锌、尿素和肌酐浓度随乙醇摄入量增加而降低。4 名男性健康志愿者 2 小时内饮酒 100 mg，15 小时后血清铁由 15.75 mmol/L 升高至 30 mmol/L。在葡萄牙男性中，饮酒每天 < 10 g 的平均铁浓度为 524.52 μmol/L，每天 10~60 g 的平均铁浓度为 630.54 μmol/L，每天>60 g 的平均铁浓度为642.70 μmol/L；在葡萄牙女性人群中，饮酒后铁浓度无明显改变）；复合维生素（31 名未口服避孕药女性服用含叶酸复合维生素至少 28 天，铁显著升高了 2.33±0.95 μmol/L）。

（2）降低：茶（茶中鞣酸可导致铁吸收障碍，继发贫血）；可可、咖啡、凉茶（餐后 1 小时饮用含多酚的咖啡、凉茶或含可可的饮料可导致铁吸收障碍，继发贫血）；豆类、谷物、大米（豆类、谷物和大米中植酸可导致铁吸收障碍，继发贫血）；贯叶连翘（贯叶连翘中鞣酸可降低铁吸收）；植酸（植酸早期对铁有影响，但长期摄入铁会升高）。

（3）无影响：菜籽油（36 名高脂血症患者每天摄入 30 mL 菜籽油 4 个月，血清铁无明显改变）；维生素 C（178 名斯威士兰和津巴布韦农村受试者，每天摄入 1~2 g 维生素 C 2 天，血清铁由 22.2±10 μmol/L 变化为 22.2±10.6 μmol/L，无显著性差异）；瓜尔豆胶（12 名高胆固醇男性每天服用 15 g 瓜尔豆胶治疗 12 周，血清铁无明显改变）。

2. 分析性因素

无影响：奎宁［急性过量浓度奎宁（1.5 mg/dL）对 Technicon SMAC、FerroZine 系统检测血清铁无影响］；咖啡因（10 mg/dL 咖啡因对 Ortho Vitros 系统检测血清铁无明显影响）。

26　总铁结合力

总铁结合力（total iron-binding capacity，TIBC）与血清转铁蛋白相关，但与转铁蛋白并非呈线性关系，因疾病会影响转铁蛋白结合力或其他铁结合蛋白能力。总铁结合力浓度存在分析性和个体内生物学较大变异。

【参考区间】

婴儿：17.9～71.6 mmol/L；成人：44.8～76.1 mmol/L。

【影响因素】

1. 生理性因素

无影响：复合维生素（31 名未口服避孕药女性服用含叶酸的复合维生素 28 天，总铁结合力变化了 1.07±0.98 mmol/L，无显著性差异）。

2. 分析性因素

无影响：咖啡因（10 mg/dL 咖啡因对 Ortho Vitros 系统检测总铁结合力无影响）。

27　总二氧化碳

总二氧化碳（total carbon dioxide，TCO_2）含量在动脉血和静脉血中由于组织器官新陈代谢不同而有所差异。动脉血是许多研究的首选。

【参考区间】

成人：23～29 mmol/L，>60 岁：23～31 mmol/L；>90 岁：20～29 mmol/L。

【影响因素】

生理性因素

降低：木糖醇可引起总二氧化碳含量降低，导致代谢性酸中毒。

28　总胆汁酸

各种肝胆功能紊乱时，餐后总胆汁酸（total bile acid，TBA）值均高于参考区间上限。因此,餐后血清总胆汁酸测定是一项极灵敏的反映肝胆功能的实验。

酶法可检测除 C_3-胆汁酸硫酸盐外的其他结合和未结合胆汁酸。血清总胆汁酸变化极大,升高可见于各种肝病,但其含量变化在肝病中没有任何附加诊断价值。

检测每种胆汁酸谱及其结合状态可提供更有用的信息,但这些实验很难实施。

【参考区间】

血清:总胆汁酸为空腹 0.73～5.63 μmol/L;餐后 1 小时为 4.41～7.83 μmol/L;餐后 2 小时为 9.2±5.1 μmol/L;牛黄胆酸盐为 2.5～6.8 μmol/L;鹅脱氧胆酸盐为 6.1±2.1 μmol/L。

粪便:总胆汁酸为每天 294～551 μmol。

【影响因素】

生理性因素

粪便升高:高纤维饮食(34 名 50 岁男性低纤维饮食 8 周,粪便总胆汁酸为每天 1 231±83 μmol。改为高纤维饮食 8 周,粪便总胆汁酸显著升高为每天 1 391±91 μmol。42 名高脂血症患者摄入可溶性高纤维饮食 16 周,粪便总胆汁酸排泄升高每天 36.9±4.13 μmol。健康受试者摄入不溶性高纤维饮食 16 周,粪便总胆汁酸排泄升高每天 22.5±2.45 μmol);车前草(车前草可导致粪便总胆汁酸排泄升高)。

29　谷草转氨酶

谷草转氨酶(glutamic-oxaloacetic transaminase,GOT)分布于身体各种组织中,主要存在于肝脏、心脏、肌肉和红细胞中。在皮肤、肾脏、胰腺中少量存在。

当儿童腹部损伤时,谷草转氨酶>450 U/L 是提示肝损伤的良好指标。成人严重肝损伤后,谷草转氨酶在 24 小时达到峰值,4 天内快速下降。若 4 天后谷草转氨酶仍处于高值,应进一步调查原因。谷草转氨酶升高见于肝病(如肝炎、血色病、肝硬化、瑞氏综合征、威尔逊氏症)、酗酒、药物治疗(如对乙酰氨基酚、他汀类药物、非类固醇类抗炎药、血管紧张素转换酶抑制剂、肝素、柳氨苄心定、苯妥英、胺碘达隆、氯丙嗪)、肝充血、传染性单核细胞增多症、心肌梗死、心肌炎、严重肌肉创伤、皮肌炎和多肌炎、肌肉萎缩、恶性肿瘤、肾和肺梗死、惊厥和痉挛。乙醇性肝硬化谷草转氨酶>谷丙转氨酶,病毒性肝炎、慢性肝炎谷丙转氨酶>谷草转氨酶。谷草转氨酶减低见于尿毒症和维生素 B_6 缺乏症。免疫球蛋白 A-谷草转氨酶复合物常见于肝恶性肿瘤。

血清谷草转氨酶升高约 30% 与试剂或标本内加入吡哆醛-5'-磷酸有关,长期血液透析患者升高更明显。心脏或肝脏病患者的血清和吡哆醛-5'-磷酸预孵育后,谷草转氨酶值会异常,受心脏酶的影响大于肝酶。试剂系统加入吡哆醛-5'-磷酸会增加空白反应。

【参考区间】

含吡哆醛-5'-磷酸:10~30 U/L。

年　龄		参考区间(U/L)
新生儿		25~75
婴儿		15~60
成人	≤60 岁	8~20
	>60 岁男性	11~26
	>60 岁女性	10~20

【影响因素】

1. 生理性因素

(1)升高:乙醇摄入(60~100 岁的 373 名女性和 213 名男性非乙醇性受试者参与营养状况调查,按平常乙醇摄入量分组:日均摄入 0~4 g、5~14 g 和 ≥15 g。血液视黄醇、铁、铁蛋白、高密度脂蛋白胆固醇、谷草转氨酶和谷丙转氨酶血液浓度随乙醇摄入量增加而升高;血液维生素 B_2、铜、锌、尿素和肌酐测定值随乙醇摄入量增加而减少);饮酒(10 名健康男性每天摄入 60 g 乙醇 3 周,谷草转氨酶明显改变,由基线水平 26.5±1.4 U/L 变化为 33.9±4.0 U/L。14 名适度饮酒者按 1 g/kg 体重摄入乙醇 24 小时,谷草转氨酶显著升高。21 000 名男性禁酒组,谷草转氨酶基线值为 24 U/L,每天饮酒 6~8 次个体谷草转氨酶为 26 U/L,每天饮酒超过 10 次个体谷草转氨酶为 27 U/L,无显著性差异。男性每天饮酒超过 9 杯者谷草转氨酶有 23% 异常,每天 6~8 杯者有 10% 异常,每天 3~5 杯者谷草转氨酶有 6% 异常,每天 1~2 杯者谷草转氨酶有 2% 异常。女性相应数值是 11%、4%、4% 和 3%。未吸烟未饮酒者谷草转氨酶为 22.3±1.39 U/L,偶尔饮酒者为 22.3±1.37 U/L,每天 1~2 杯者为 22.2±1.35 U/L,每天 3~4 杯者为 23.3±1.40 U/L,每天 5~6 杯者为 24.9±1.45 U/L,每天 7~8 杯者为 27.8±1.56 U/L,每天超过 9 杯者为 30.3±1.54 U/L。吸烟者谷草转氨酶也有类似变化);蚕豆(蚕豆可引起肝损伤);蔗糖(15 名非肥胖和 6 名肥胖男性接受高蔗糖饮食 18 天后,谷草转氨酶显著升高);高山蔓越莓、秋海棠、熊果(长期服用高山蔓越莓、秋海棠、熊果可导致肝损伤,尤其是儿童,可能与对苯二酚的肝毒性有关);藤地莓(长期服用藤地莓可导致肝损伤、恶病质和溶血性贫血);白屈菜[1名37岁女性服用白屈菜3个月后发生急性肝炎,血清谷草转氨酶升高至898 U/L(参考区间上限为15 U/L),接近参考区间上限60倍。停用白屈菜2个月后,谷草转氨酶恢复正常,其他肝功能检查也在参考区间内。其他9例服用白屈菜的患者同样发生急性肝炎];木糖醇(与肝细胞损伤有关);千里光、金色千里光、高山千里光、朱草、勿忘草、狗舌草、紫草、蠹吾、大麻叶泽兰(这些植物含吡咯里西啶生物碱1,2不饱和千里光母体,服用后可产生肝毒性和致癌性);恰特草(恰特草制剂可能与肝、肾损伤有关);黄花草(长期服用黄花草,易感者可导致肝损伤,停药后谷草转氨酶异常检测值消失);香车叶草(长期服用香车叶草,易感者可导致肝损伤,停药后谷草转氨酶异常检测值消失);洋蓟(洋蓟叶子和根茎有肝毒性);大阿米芹(长期或过量服用大阿米芹可导致可逆性肝酶活性升高);小檗树[回顾18例小檗树引起肝毒性的报告,有10例血清谷草转氨酶升高,其中7例谷草转氨酶>1 000 U/L(参考区间上限48 U/L),1例高达3 560 U/L,1例停用小檗树17周后,血清谷草转氨酶活性下降并恢复正常。1名女性服用低剂量小檗树10个月后,谷草转氨酶升高至1 191 U/L(参考区间15~37 U/L),比3周前升高3倍];秋水仙(长期服用秋水仙会导致肝损伤);聚合草(1位13岁男孩服用聚合草2~3年,住院检查发现肝大和腹水,血清谷草转氨酶升高到287 U/L,是参考区间上限的2.5倍。聚合草叶和根上至少有9种潜在肝毒性吡咯里西啶生物碱);芸香(过量服用芸香可导致肝、肾损伤);金缕梅(长期服用金缕梅可导致肝损伤,但罕见);石蚕(7例急性肝炎伴黄疸者,有3例曾服用石蚕18周,剂量为每天600~11 620 mg,血清谷草转氨酶升高,为参考区间上限的15~59倍,停用石蚕8周后黄疸消失,1.5~6个月谷草转氨酶恢复正常);黑升麻[已发现4例绝经女性的肝毒性报告,虽有研究表示黑升麻有良好的耐受性,适当使用少有不良反应。1位47岁女性服用黑升麻缓解更年期相关症状,1周后发生了严重肝毒性,需肝移植,血清谷草转氨酶升高至3 182 U/L(参考区间上限35 U/L),是参考区间上限的91倍];薄荷油(1名24岁妊娠女性急性服用薄荷油提取物和黑升麻提取物做人工流产,36小时后谷草转氨酶升高至2 671 U/L,接近参考区间上限的70倍。单独服用黑升麻提取物未见肝毒性报告,故认为服用薄荷药草是导致肝毒性原因);金不换(1名健康老年女性服用金不换制剂31天后,产生肝毒性,谷草转氨酶活性升高至327 U/L,接近参考区间上限9倍,停用该药42天,谷草转氨酶降低至43 U/L。其他2名女性服用金不换,对谷草转氨酶活性也有相似影响);卡瓦根[1例报道描述了1名50岁男性每天服用210~280 mg有药理活性的卡卡内酯2个月,其血清谷草转氨酶升高60倍。29名以前未患过急性肝炎的患者发生肝坏死或淤胆型肝炎,与服用卡瓦根有关。每天摄入 60 g 乙醇后服用卡瓦卡瓦(每天 210 mg 卡卡内酯)3 周,血清谷草转氨酶升高至 2 450 U/L,停用卡瓦卡瓦 8 周,谷草转氨酶恢复正常];麻黄(1 名女性服用中药麻黄几天后产生黄疸,血清谷草转氨酶为 376 U/L,约为参考区间上限的 10 倍。1 周后谷草转氨酶升高至 1 332 U/L,停用麻黄 4 个月后,谷草转氨酶恢复到参考区间);鸦片生物碱(可能由于鸦片生物碱使 Oddi 括约肌痉挛而导致血清谷草转氨酶升高);Prostata[1 名男性服用一种商品制剂 Prostata 来缓解良性前列腺增生,2 周后出现黄疸和急性肝炎,谷草转氨酶升高至 1 238 U/L。Prostata 是由 10 种成分组成的混合制剂,其中 4 种为草药。缓解良性前列腺增生的主要活性成分是锯叶棕(银棕榈),其有雌激素和抗雄激素功效。停用该药 3 个月后,谷草转氨酶恢复正常。该混合物的肝毒性主要是由有雌激素和抗雄激素功效的活性成分所致];卡尼汀(服用 L-左旋肉碱的患者发生了肝损伤)。

(2)降低:红酒(10 名健康男性每天摄入 400 mL 11% 酒精度的红酒 2 周,谷草转氨酶降低不明显,摄入 1 周后谷草转氨酶基线水平由 23.3±7.0 U/L 降低至 20.2±7.4 U/L,2 周降低至 19.3±3.6 U/L);水飞蓟(西利马林治疗组,谷草转氨酶降低至 38.2 U/L,降低了 57.5%。对照组谷草转氨酶降低至 51.3 U/L,降低了 30.7%)。

(3)无影响:饮酒(10 名健康年轻男性适度饮酒 6 周,谷草转氨酶由 11±1 U/L 变化为 10±1 U/L,差异不显著。45 名个体饮酒 39.07 mmol/L 1.5 小时,对谷草转氨酶无显著影响);白葡萄酒(10 健康男性每天饮用 400 mL 11% 酒精度白葡萄酒 2 周,谷草转氨酶无显著变化,1 周谷草转氨酶由基线水平 26.4±7.8 U/L 变化为 23.4±10 U/L,2 周变化为 27.2±6.3 U/L);菜籽油(36 名高血脂患者每天摄入 36 mL 菜籽油 4 个月,谷草转氨酶无明显改变);山梨醇(静脉注射山梨醇后对谷草转氨酶活性无影响);维生素 E(32 名年龄>60 岁的健康个体每天摄入 800 mg 维生素 30 天,谷草转氨酶无显著影响);木糖醇(静脉注射木糖醇对谷草转氨酶无影响)。

2. 分析性因素

(1)升高:维生素 C(1 mmol/L 维生素 C 对 Technicon SMA 12/60 系统检测谷草转氨酶有影响);吡哆醛(维生素 B_6,0.025 mmol/L 维生素 B_6 可导致谷草转氨酶平均升高 16%)。

(2)降低:维生素 C(0.028 mmol/L 维生素 C 对 Ames Seralyzer 系统检测谷草转氨酶无影响,更高浓度维生素 C 可能会降低酶活性。0.102 mmol/L 维生素 C 对谷草转氨酶检测结果的影响有临床意义)。

(3)无影响:维生素 C(0.17 mmol/L 维生素 C 对 Ortho Vitros 系统检测谷草转氨酶无影响。>0.57 mmol/L 维生素 C 对 Roche Cobas Ready 系统检测谷草转

氨酶无影响。1.71 mmol/L 和治疗浓度维生素 C 对 Boehringer Mannheim Reflotron 系统检测谷草转氨酶无影响）；葡萄糖、磷酸吡哆醛（33.3 mmol/L 葡萄糖、26.71 mol/L 和 267.1 mol/L 磷酸吡哆醛对 Ortho Vitros 系统检测谷草转氨酶无显著影响）；奎宁（19.16 μmol/L 急性超剂量浓度的奎宁对 Technicon SMAC 系统检测谷草转氨酶无影响）。

30　胆碱酯酶

血清胆碱酯酶（choline esterase，ChE）半衰期为 12~14 天，测定时可用与体外酶抑制剂（二苯胺、氟化物、RO 02 - 0683）的结合方式来检测几种非特异性胆碱酯酶变异体（至少 15 种不同表型），有风险表型包括 UA（仅妊娠期）、AF、FS、FF（中等风险）、AA、AS、SS（高度风险），这些患者在用琥珀酰胆碱麻醉时会导致麻醉时间延长和（或）呼吸暂停，此时应避免使用。

临床上，测定血清胆碱酯酶还可用于杀虫剂中毒、肝功能评价、非典型酶变异体（对琥珀酰胆碱灵敏）检测等。肝病胆碱酯酶降低常与血清白蛋白降低平行。胆碱酯酶不要与红细胞酶乙酰胆碱酯酶（EC 3.1.1.7）混淆。

【参考区间】
男性：5.9~12.2 KU/L；女性：4.7~10.4 KU/L。

【影响因素】
1. 生理性因素
降低：鸦片生物碱（抑制胆碱酯酶活性）。
2. 分析性因素
无影响：咖啡因、维生素 C、果糖、半乳糖、葡萄糖（10 mg/dL 咖啡因、3 mg/dL 维生素 C、30 mg/dL 果糖、30~60 mg/dL 半乳糖、1 200 mg/dL 葡萄糖对 Ortho Vitros 系统硫代丁酰胆碱法检测胆碱酯酶无影响）。

31　肌酸激酶-MB

肌酸激酶（creatine kinase，CK）分子量为 80 000，有 3 个细胞同工酶（CK - MM、CK - MB、CK - BB）和 1 个线粒体同工酶（CK - Mt），可通过电泳区分。有 3 个不同的基因特异性编码 CK - M、CK - B 和线粒体 CK 亚单位。CK - MM 主要位于心肌和骨骼肌，CK - MB 特异性定位于心肌，占肌酸激酶总活性的 10%~20%，骨骼肌中只占 2%~5%。

动物或人类心脏标本尸检的早期研究表明,CK-MB 分布均匀,占肌酸激酶活性的 5%~50%。人类 CK-MB 水平在周围正常组织中仅比心梗组织低 6%~15%。对急性、慢性冠状动脉闭塞的犬模型研究表明,缺血心肌 CK-MB 较非缺血心肌 CK-MB 增加 2~3 倍。对人类进行研究后发现,CK-MB 在主动脉狭窄性左心室肥大患者、无左心室肥大的冠状动脉疾病患者、有冠状动脉疾病和主动脉狭窄性左心室肥大患者的心肌组织中占总肌酸激酶的 15%~24%,而正常患者左心室组织 CK-MB 只有少量(<2%)。研究同时表明,肌酸激酶同工酶的分布是动态的,出现在肥厚和有病的心肌组织中。

正常骨骼肌含少量 CK-MB,最高占比为 5%~7%,常<2%,与肌肉慢速、快速抽搐或种族差异有关。创伤或手术所致严重骨骼肌受损可导致 CK-MB 绝对值升高,超出血清 CK-MB 上限值,但血清中 CK-MB 百分比仍较低。患者血清总肌酸激酶和 CK-MB 均升高也常给临床医生带来挑战,如肌肉萎缩、末期肾病、多肌炎、健康人运动过度或健身等所致慢性肌病会使血清 CK-MB 持续升高。慢性肌病或损伤后骨骼肌 CK-MB 升高的机制与肌肉再生过程和与心脏相似的 CK-MB 基因再表达有关。常跑步者血清 CK-MB 也升高,可能与骨骼肌常规训练和急性运动后适应有关。因此,像心肌一样,在某些重症多肌炎患者骨骼肌中 CK-MB 可升高 50%。

虽然免疫抑制技术仍在使用,但离子选择性色谱、电泳法多为免疫法替代。

【参考区间】

血清:含量 16 U/L 或活性 4%~25%。

【影响因素】

分析性因素

无影响:生物素(<100 ng/mL 生物素对 Roche Elecsys 1010、Roche Elecsys 2010 系统检测 CK-MB 无影响。100 ng/mL 生物素对 Ortho Vitros ECi 系统检测 29.6~49.4 μg/L CK-MB 标本的影响低于 10%);葡萄糖(33.3 mmol/L 葡萄糖对 Ortho Vitros 系统检测 CK-MB 无影响。高浓度葡萄糖对 Organon Teknika Auraflex 系统检测 CK-MB 无影响)。

32 肌钙蛋白 T

肌钙蛋白包括肌钙蛋白 C(Ca 结合)、肌钙蛋白 I(抑制,cardiac troponin-I, cTnI)和肌钙蛋白 T(原肌球蛋白结合,cardiac troponin-T, cTnT)。其亚单位以异构体形式存在,分布在心肌、慢速和快速抽搐的骨骼肌中。人体心脏、骨骼肌中只发现两种主要肌钙蛋白 C 异构体,特征是慢速、快速抽搐肌。心脏异构体与慢速抽搐骨骼肌异构体相同。

肌钙蛋白 T 和肌钙蛋白 I 异构体是特定基因的产物。肌钙蛋白主要位于肌原纤维(94%~97%),胞质中占少数(3%~6%)。肌钙蛋白 T 和肌钙蛋白 I 有不同的氨基酸数量。

肌钙蛋白升高是急性冠脉综合征(acute coronary syndrome, ACS)预后不良的原因。26 项共 6 000 名有 ST 段升高、无 ST 段升高、心绞痛患者研究表明,短期(30 天)和长期(5 个月~3 年)观察结果(终点死亡或非致死性心肌梗死)的似然比为 8.4,说明肌钙蛋白监测应纳入实践指南,不仅有助于急性冠脉综合征患者诊断和管理,而且有助于风险分层。

采样时间对心脏标志物的检测至关重要,因发作时单次检测结果可能与发病后 24 小时连续检测结果不一致。未排除急性心肌梗死的急性冠脉综合征患者,推荐使用 2 份标本检测肌钙蛋白,分别是发病时和发病后≥6~9 小时。近期急性冠状动脉病变患者基线肌钙蛋白会升高,但正常肌钙蛋白并不能排除风险。肌钙蛋白结果应在 30~60 分钟内报告(从采血到报告时间),可用即时检验,也可在中心实验室检测。

肌钙蛋白 T 编码与骨骼肌异构体编码不同基因。心脏特异性标记是 11 -氨基酸氨基末端残留物。在胎儿发育期、再生大鼠骨骼肌、骨骼肌病患者中有少量肌钙蛋白 T 表达,是骨骼肌中 4 种异构体的一种。肌营养不良、多发性肌炎、皮肌炎、末期肾病患者的骨骼肌肉标本中已证明有肌钙蛋白 T 异构体的表达。

【参考区间】
血清:<0.01μg/L。

【影响因素】
分析性因素
生物素:生物素(<50 ng/mL 生物素对 Roche Elecsys 1010、Roche Elecsys 2010、Modular Anaytics 系统检测肌钙蛋白 T 影响<10%)。

33　肌红蛋白

肌红蛋白(myoglobin, Mb)是一种氧结合蛋白,存在于心肌细胞和骨骼肌细胞,对心肌损伤和骨骼肌损伤的诊断无特异性。由于分子量小,当出现肌肉损伤时,肌红蛋白迅速出现在循环系统中。当心肌损伤、心肌梗死或骨骼肌损伤时肌红蛋白大量出现。肌红蛋白主要在肾脏内清除,当肾小球滤过率降低时,血液中肌红蛋白升高。肌红蛋白对心肌梗死敏感性很高,但特异性不高。

肌红蛋白是心脏和骨骼肌的氧结合蛋白,分子量为17 800。由于蛋白质分子量小和位于胞质,所以在早期肌肉(心脏、骨骼)损伤后就可在循环中出现。心脏与骨骼肌中肌红蛋白的位置没有区别。骨骼肌或心肌发生挤压伤或心肌梗死后血清肌红蛋白升高。血清肌红蛋白检测无法区分组织来源,因为蛋白质是相同的。即使骨骼肌轻微损伤也可导致血清肌红蛋白升高,易误解为心肌损伤。肌红蛋白由肾脏清除,肾小球滤过率变化将导致其增加。肌红蛋白在循环血液中半衰期为10分钟。

【参考区间】

肝素抗凝血浆:男性 14.3~65.8 μg/L;女性 17.4~105.7 μg/L。

乙二胺四乙酸抗凝血浆:男性 11.1~57.5 μg/L;女性 15.2~91.2 μg/L。

【影响因素】

1. 生理性因素

升高:甘草汁[少数情况下,由于甘草皂基成分的类皮质激素(醛固酮样)效应,因此摄入甘草的个体会发生肌红蛋白血症];麻黄和瓜拉纳[一名受试者每天摄入 20 mg 麻黄(草药中同时含其他化合物)1 个月,一日跑 3.2 km 后入院检测,由于肌红蛋白升高引起肌酸激酶活性显著升高,因此麻黄引起的肌酸激酶升高可导致横纹肌溶解症]。

2. 分析性因素

无影响:生物素不影响血清肌红蛋白检测(<50 ng/mL 生物素对 Roche Elecsys 1010、Roche Elecsys 2010 系统检测肌红蛋白影响<10%)。

34　N端-B型钠尿肽前体

N 端-B 型钠尿肽前体(NT-pro B-Type natriuretic peptide, NT-proBNP)理化性质很清楚。对照研究发现,N 端-B 型钠尿肽前体与 B 型钠尿肽有相似临床应用,但是不能将 N 端-B 型钠尿肽前体检测结果等同于 B 型钠尿肽结果。

N 端-B 型钠尿肽前体是出现呼吸困难的心力衰竭患者有用的诊断工具,是高血压和急性冠脉病患者分期和风险分层的有用工具。

无论 N 端-B 型钠尿肽前体是在肌细胞中裂解,还是在血浆中被循环蛋白酶裂解成 N 端和活化的 B 型钠尿肽都是不确定的。已有文献报道循环中的 N 端-B 型钠尿肽前体主要形式是功能未知的 N 端-B 型钠尿肽和 C 端 B 型钠尿肽(生理功能是活性激素)。B 型钠尿肽通过中性内肽酶(neutral endopeptidases, NEP)

降解,并由受体介体清除,少量通过肾脏清除或通过肾脏分泌。N 端－B 型钠尿肽前体没有受体介导清除机制,有人认为其对肾功能的变化更敏感。

【参考区间】

<75 岁：<125 μg/L；≥75 岁：<450 μg/L。

【影响因素】

生理性因素

无影响：生物素(<30 ng/mL 生物素对 Roche Elecsys 系统检测 N 端－B 型钠尿肽前体无影响)。

35 羟脯氨酸

羟脯氨酸(hydroxyproline,Hyp)由脯氨酸羟基化后产生,体内 13%胶原颗粒含羟脯氨酸,尿液中羟脯氨酸含量与体内胶原含量有关。

羟脯氨酸是骨溶解指标,胶原合成过程中会产生羟脯氨酸。其升高常见于肢端肥大症、甲状腺功能亢进、佩吉特症、佝偻病、骨软化、严重骨折、骨质疏松和骨髓炎等疾病。其降低常见于垂体功能衰退、甲状腺功能减退、营养不良和肌肉萎缩等疾病。羟脯氨酸升高见于摄食猪肉、鱼肉等富含胶原蛋白食物。

尿总羟脯氨酸排泄反映胶原蛋白总周转时间。骨骼约占体内胶原蛋白的 50%,其余在皮肤、肌肉和其他组织中。羟脯氨酸也存在于血清中,特别是 C1q。在胶原降解时,约 10%的羟脯氨酸在尿液中排泄,主要是小肽。尿羟脯氨酸通过摄入肉类、鱼类和其他含有明胶或胶原蛋白的食物或产品而增加。羟脯氨酸分泌有昼夜节律,最高分泌在夜晚。

总羟脯氨酸需用酸水解后测量。虽总羟脯氨酸是骨吸收标记物,但羟脯氨酸也在胶原合成过程中产生(胶原原肽)。胶原蛋白肽和交联物(胶原蛋白肽和吡啶交联物)是骨吸收更敏感且特异的标记物,因此,羟脯氨酸不再常规用于骨吸收测量。

【参考区间】

24 小时尿：

年　龄		参考区间(mmol/d)
3 天		0.06~0.15
1 月		0.24~0.48
1~10 岁		0.11~1.14
11~14 岁		0.52~1.28
成人	男性	0.07~0.55
	女性	0.05~0.37

【影响因素】

生理性因素

降低：维生素 C（维生素 C 摄入可使成骨不全症患者尿羟脯氨酸轻度降低）。

36　乳酸脱氢酶

乳酸脱氢酶（lactate dehydrogenase，LDH）分布于体内很多细胞，有 5 种分子形式（同工酶）。细胞损伤（如缺氧、坏死）后释放乳酸脱氢酶，其中心、肝、肾、肺、红细胞内活性最高。

多种病理过程可导致乳酸脱氢酶活性增高。乳酸脱氢酶增高见于各种肿瘤和其他疾病，如贫血、肺癌、肝病、肾病，非霍奇金淋巴瘤治疗前血清乳酸脱氢酶增高是预后不良的风险因素。其明显升高可见于巨幼细胞贫血、恶性贫血、癌症大范围转移、病毒性肝炎、心肌梗死、高热、肝硬化、肾病和充血性心衰等；明显升高伴同工酶任一种都明显增高的情况，可见于肿瘤、心肺病、甲状腺功能减退、传染性单核细胞增多症和其他炎症状态、尿毒症和坏死。其降低常见于基因编码减少。

乳酸脱氢酶同工酶变化与胸痛急性发作有关，可为急性心肌梗死的鉴别诊断提供信息。在心肌梗死后肌钙蛋白可持续增高 4~6 天，基本可不做乳酸脱氢酶同工酶检测。使用乳酸脱氢酶同工酶检测迟发性心肌梗死，可替代心肌肌钙蛋白监测。在某些其他疾病鉴别诊断时，常同时检测乳酸脱氢酶同工酶，如肝脏有问题时，可特定检测乳酸脱氢酶 5，而溶血和巨幼细胞性贫血时检测乳酸脱氢酶 1 有助于排除诊断。

在乳酸脱氢酶检测方法方面，理论上丙酮酸盐到乳酸盐反应是最佳的，因为平衡常数（$2.7×10^{11}$）很大。丙酮酸盐到乳酸盐反应是任何给定量酶反应速率的 2~3 倍，因此，可用更少的标本和更短的检测时间。与乳酸盐到丙酮酸盐反应相比，丙酮酸盐到乳酸盐反应缺点是很快丧失线性，需更多酶底物抑制。

化学抑制法使用尿素或乳酸盐给出不可靠结果。加热抑制过程导致乳酸脱氢酶 5 破坏，因为所有同工酶显示热不稳定性，需要很好的温度控制，达到可重复的结果。免疫抑制法仅能检测乳酸脱氢酶 1 的变化。微柱法能分离乳酸脱氢酶 1 和乳酸脱氢酶 2，但在柱子第一段包含了乳酸脱氢酶 3 到乳酸脱氢酶 5。但是，部分微柱法仅能分离乳酸脱氢酶 1。

其他乳酸脱氢酶同工酶称为乳酸脱氢酶 6，称为乳酸脱氢酶 5 的负极，可从肝脏释放，疾病预后差才出现。乳酸脱氢酶 6 曾称乙醇脱氢酶。

乳酸脱氢酶与 IgA、IgG 结合提供产生乳酸脱氢酶区带变宽或减少，或乳酸脱氢酶图像破坏。

溶血可使检验结果无效，与红细胞内源性乳酸脱氢酶 1/乳酸脱氢酶 2 比率有关，当网织红细胞增多时该比率明显增高。比值与分离方法有关，醋酸纤维素薄膜法比值常>1，而琼脂糖凝胶法比值常<1。

【参考区间】

婴儿：415 U/L；成人：140~280 U/L。

【影响因素】

1. 生理性因素

（1）升高：卡瓦椒［1 例报道 1 名 50 岁男性服用 210~280 mg/d 有药理活性卡瓦内酯 2 个月，血清乳酸脱氢酶升高至 1 132 U/L（正常为 125~240 U/L），几乎达到参考区间上限 5 倍］；薄荷油（1 名 24 岁妊娠女性急性摄入薄荷提取物和黑升麻根提取物试图引产，36 小时后乳酸脱氢酶升高至 4 090 U/L，几乎达到参考区间上限 20 倍。未有报道显示单独服用黑升麻根提取物会导致肝毒性，因此认为严重肝毒性是由服用薄荷油引起的）；木糖醇（肝细胞损伤与木糖醇输注剂量相关）。

（2）无影响：饮酒（14 名中度饮酒者戒酒 4 周，按 1 g/kg 体重摄入乙醇，血清乳酸脱氢酶轻微升高或不升高）；乳糖（对乳酸脱氢酶活性无影响）；维生素 E（30 名 60 岁及以上的健康受试者每天摄入 800 mg 维生素 E 30 天，乳酸脱氢酶无明显改变）。

2. 分析性因素

（1）降低：维生素 C（治疗浓度维生素 C 可使 Technicon SMA 12/60 系统检测乳酸脱氢酶结果降低）。

（2）无影响：维生素 C（0.01 mmol/L 维生素 C 对 Ames 系统检测乳酸脱氢酶无影响；0.17 mmol/L 维生素 C 对 Ortho Vitros 系统检测乳酸脱氢酶无影响）；葡萄糖（33.3 mmol/L 葡萄糖对 Ortho Vitros 系统检测乳酸脱氢酶无显著影响）；奎宁［急性过量浓度（1.5 mg/dL）奎宁对 Technicon SMAC 系统检测乳酸脱氢酶无影响］。

37 25-羟维生素 D

25-羟维生素 D［25-Hydroxy Vitamin D, 25(OH)D］是维生素 D 的主要循环形式，仅中度生物学活性。测定 25(OH)D 是反映维生素 D 状态的最佳指标。

25(OH)D代表维生素D的主要储存量和运输形式,其储存在脂肪组织,循环中与运输蛋白紧密结合。部分循环25(OH)D在肾脏可转化为活性代谢物1,25-二羟维生素D_2和1,25-二羟维生素D_3。该过程受甲状旁腺素调节,增加1,25-二羟维生素D合成,以替代生物学上无活性的羟基产物24,25-二羟维生素D。

25(OH)D参考区间与种族、年龄、地理位置、采样季节有关。

常规检测25(OH)D是采用竞争结合法测定25(OH)D_2和25(OH)D_3。RIA法也可用于测定25(OH)D,因为抗血清与D_2和D_3发生等效交叉反应。高效液相色谱法能单独测定D_2和D_3,但测定方法很复杂,临床上很少用。已有检测25(OH)D_2和25(OH)D_3的LC-MS/MS法,并建立了参考区间。

【参考区间】

类　别	参考区间(nmol/L)
重度缺乏	<25
轻-中度缺乏	25~60
最佳浓度	61~200
中毒浓度	>200

【影响因素】

生理性因素

无影响:饮酒[24名健康人按1.2~1.5 g/kg体重饮酒3小时,25(OH)D无明显变化];茶[1名喝未过滤的水泡茶的女性,血清25(OH)D无明显变化]。

38 1,25-二羟维生素D

25(OH)D羟基化发生在肾脏,其中1α羟基酶在甲状旁腺激素调制下,羟基化25(OH)D生成1,25-二羟维生素D[1,25-Dihydroxy Vitamin D,1,25(OH)$_2$D]。1,25-二羟维生素D是活性最强的维生素D,可促进钙离子吸收和利用,其合成受饮食、甲状旁腺素、1,25-二羟维生素D中钙和磷含量的影响,所以建议同时测定甲状旁腺素和1,25-二羟维生素D。

1,25-二羟维生素D是一种激素和直接抗炎因子。缺乏1,25-二羟维生素D会导致低钙血症、骨软化和相关疾病。在用生理性剂量维生素D治疗骨软化病时,1,25-二羟维生素D水平可升高到480~720 pmol/L。检测1,25-二羟维生素D不是衡量整体维生素D状态的良好指标,但有助于鉴别原发性甲状旁腺功能减退和癌症性高钙血症,鉴别维生素D依赖性和维生素D抵抗性佝偻病,监测慢性肾功能衰竭患者维生素 D 状态,评估 1,25−二羟维生素 D 治疗依从性。

大多数 1,25−二羟维生素 D 检测方法是柱层析法和放射受体测定相结合。胸腺的维生素 D 受体最好,能等效识别 D_2 和 D_3。

【参考区间】

42~169 pmol/L。

【影响因素】

生理性因素

(1) 升高:1,α−二羟维生素 D_3(14 名接受规律透析的肾衰竭患者每天摄入 0.5 μg 1,α−二羟维生素 D_3 8 周,1,25−二羟维生素 D 由 17.3±2.9 pmol/L 升高至 60.0±8.4 pmol/L)。

(2) 无影响:饮酒(24 名健康受试者按 1.2~1.5 g/kg 体重饮酒 3 小时,1,25−二羟维生素 D 无明显变化)。

39　叶酸

叶酸(folic acid)缺乏是最常见的维生素缺乏,在乙醇性肝病、妊娠、老年人中普遍存在。叶酸缺乏常见于肠道吸收障碍(如肠道微生物菌群失调、口炎性腹泻、肠道手术后)、营养不良和消耗过大(如妊娠、肝病、恶性肿瘤)、某些药物反应(如妊娠期间服用甲氨蝶呤、抗惊厥药)等。巨幼细胞性贫血叶酸的治疗剂量为每天 100 μg,即使剂量达到每天 15 mg 也不会发生中毒。

叶酸缺乏的病程发展依次为:血清叶酸水平降低(3 周)、中性粒细胞分叶过多(11 周)、尿亚甲谷氨酸(formiminoglutamic acid, FIGLU)排泄量增加(13 周)、红细胞叶酸水平降低(17 周)、巨卵圆形红细胞增多(18 周)、骨髓巨幼样变(19 周)和巨幼细胞性贫血(19~20 周)。在中性粒细胞、血小板减少的同时,血浆同型半胱氨酸升高。

叶酸反应性疾病包括Ⅱ型同型半胱氨酸尿症和亚胺甲基转移酶缺乏症。因叶酸或维生素 B_{12} 缺乏导致高同型半胱氨酸血症是闭塞性血管病的独立危险因子。低红细胞叶酸水平或巨幼细胞性贫血患者应评估维生素 B_{12} 缺乏症。

妊娠期间叶酸缺乏与神经管缺陷发生率增高有关。一项回顾性研究显示,孕妇未补充叶酸,神经管缺陷发生率比补充叶酸的要高 4 倍。

与血清水平相比,红细胞叶酸反映了组织叶酸储存水平,是近期膳食摄入量的反映。除妊娠期外,中性粒细胞分叶过多(6 叶中性粒细胞>1 个/100 细胞)是叶酸缺乏的有用标志,是骨髓巨幼样变的可靠预测指标。但血清和红细胞叶酸水平正常,也可能发生巨幼样变。仅 50% 巨幼样变的妊娠妇女伴红细胞叶酸降低。

同时检测同型半胱氨酸和甲基丙二酸(methylmalonic acid,MMA)有助于鉴别维生素 B_{12} 和叶酸缺乏,叶酸缺乏者同型半胱氨酸升高,甲基丙二酸正常,维生素 B_{12} 缺乏者同型半胱氨酸、甲基丙二酸均升高。

【参考区间】

$11 \sim 36$ nmol/L。

【影响因素】

分析性因素

无影响:生物素(<30 ng/mL 生物素对 Roche Elecsys 1010、Roche Elecsys 2010、Modular Analytics 系统检测叶酸影响<10%)。

40　环孢素 A

环孢素(cyclosporin)是一种免疫抑制剂,主要与红细胞和脂蛋白结合,结合程度与体外温度和体内浓度有关。其主要不良反应为与剂量相关肾毒性、多毛症、牙龈出血、肝毒性、高血压、过敏、神经毒性、淋巴组织增生。最新研究发现,环孢素对肝肠循环也有影响。

高效液相色谱法是母体药物高特异性检测方法,是金标准。免疫测定是非特异的,各种代谢物均可与抗血清发生不同程度的交叉反应(约 45% 是与主要活性代谢物 M17 发生交叉反应)。与高效液相色谱法相比,单个患者标本因环孢素 A 代谢物的高可变性,使免疫测定出现小的或极大的偏差,并影响环孢素 A 的监测。近来,更简单、更快速的 LC-MS-MS 方法已可用于环孢素 A 母药的监测。

【参考区间】

中毒浓度:>333 nmol/L。

移 植 类 别	服药 12 小时后参考区间(nmol/L)
肾移植后	$83 \sim 166$
心脏移植后	$125 \sim 208$
肝移植后	$83 \sim 333$
骨髓移植后	$83 \sim 250$

【影响因素】

生理性因素

（1）升高：西柚汁〔14 名健康成人服用 300 mg 环孢素的同时饮用 250 mL 柚子汁，与同时摄入 300 mg 环孢素和水相比，前者曲线下面积$_{0~\infty}$升高至每小时 5 868±1 806 nmol/L，峰值为 1 055±317 nmol/L，后者曲线下面积$_{0~\infty}$为每小时 4 101±1 207 nmol/L，峰浓度为 898±224 nmol/L。移植受体同时服用环孢素和西柚汁或其他细胞色素 P450（CYP3A4 同工酶）抑制剂可减少环孢素用量。西柚汁能抑制 CYP3A4 同工酶，提高胃肠道环孢素的生物利用度而使环孢素浓度升高〕。

（2）降低：贯叶连翘（贯叶连翘可降低环孢素 A 血药浓度）。

（3）无影响：橙汁（14 名健康成人服用 300 mg 环孢素的同时饮用 250 mL 橙汁，与同时摄入 300 mg 环孢素和水相比，前者曲线下面积$_{0~\infty}$为每小时 4 050±1 700 nmol/L，峰值为 808±315 nmol/L，后者曲线下面积$_{0~\infty}$为每小时 4 101±1 207 nmol/L，峰值为 898±224 nmol/L，无明显改变）。

41 胺碘酮

胺碘酮（amiodarone 或 cordarone）是第三代抗心律失常和碘化苯甲酸衍生物。其治疗范围没有界定。如不追加剂量，从胺碘酮治疗开始到抗心律失常起效的延迟时间长达 28 天。副作用要到治疗后 1 年才出现，包括血清谷丙转氨酶升高、碱性磷酸酶升高、黄疸、角膜微沉积、面部色素沉着、甲状腺功能异常和肺毒性。基于延迟效应、复杂的给药时间、潜在的严重副作用，胺碘酮仅在其他药物无效或患者不能耐受的情况下才使用。

某些高效液相色谱法对亲本化合物缺乏特异性，也可检测主要代谢物去乙胺碘酮（desethylamiodarone，DEA）。

【参考区间】

治疗浓度：0.8~3.1 mmol/L。

中毒浓度：>3.9 mmol/L。

【影响因素】

生理性因素

（1）升高：西柚汁（西柚汁是 CYP3A4 同工酶抑制剂，CYP3A4 同工酶可代谢胺碘酮，因此，西柚汁可使胺碘酮浓度升高。胺碘酮和西柚汁联合服用可导致胺碘酮血浆浓度峰值由 2.74±0.88 mmol/L 升高至 5.06±2.49 mmol/L，约升高 84%，使血浆浓度曲线下面积$_{0~\infty}$升高 50%）。

（2）降低：贯叶连翘（贯叶连翘是 CYP3A4 同工酶诱导剂，CYP3A4 同工酶可代谢胺碘酮，贯叶连翘可使血清胺碘酮和去乙胺碘酮浓度降低）。

42 他克莫司

他克莫司（tacrolimus，FK506）是一种强效大环内酯类免疫抑制剂，用于预防成人肝、肾移植和儿童肝移植的器官排斥反应，也可用于预防心脏、小肠、异体骨髓移植患者的排斥反应和治疗自身免疫性疾病。他克莫司在肝脏中可代谢成 10 种物质，部分代谢物是有活性的。其不良反应包括震颤、头痛、腹泻、高血压、恶心、肾功能障碍等。

与 LC‐MS‐MS 方法相比，免疫测定法是基于与他克莫司代谢物发生交叉反应来识别亲本化合物的。因此，肝损伤患者使用免疫测定法会出现不可接受的偏移。

【参考区间】
治疗浓度：5~20 ng/mL。
毒性浓度：19~197 ng/mL，但未达成一致。

【影响因素】
生理性因素
（1）全血升高：柚子汁（1 名 44 岁男性肾移植后每天服用 6 mg 他克莫司，血液他克莫司浓度 3 个月内维持在治疗浓度 8~10 ng/mL，某天晚上饮用约 100 g 柚子汁后，第二天服用他克莫司，血液中他克莫司浓度升高至 25.2 ng/mL）。

（2）全血降低：贯叶连翘（同时服用贯叶连翘和他克莫司，会引起他克莫司浓度‐时间曲线下面积$_{0\sim\infty}$显著降低，由服用贯叶连翘前每小时 306.9±175.8 ng/mL 降低至服用贯叶连翘后每小时 198.7±139.6 ng/mL。移植患者同时服用贯叶连翘和他克莫司 2 周，他克莫司中位峰浓度由 23.0 ng/mL 降低至 12.7 ng/mL。服用贯叶连翘后，他克莫司浓度‐时间曲线下面积$_{0\sim\infty}$由每小时 180 ng/mL 降低至每小时 75.9 ng/mL）。

（3）血清降低：贯叶连翘（服用他克莫司前服用贯叶连翘可引起他克莫司血药浓度降低）。

43 苯巴比妥

苯巴比妥（phenobarbital）常用于治疗强直阵挛性癫痫发作和部分癫

病。治疗初期镇静是其最主要的功效,但随时间延长会出现耐药现象。苯巴比妥中毒症状包括抑制 CNS、昏迷和呼吸抑制。其水解形成的对羟基苯巴比妥是失活代谢物。由于该药物有很长半衰期,需几周才能达到新的稳态。

【参考区间】

治疗浓度:65~172 μmol/L。

中毒浓度:缓慢共济失调眼球震颤者为 151~345 μmol/L;昏迷有反应者为 280~504 μmol/L;昏迷无反应者为 >431 μmol/L。

【影响因素】

分析性因素

血清无影响:咖啡因(50 μmol/L 咖啡因对改良 Syva EMIT 系统检测苯巴比妥没有干扰);葡萄糖(28 mmol/L 葡萄糖对 Du Pont aca 系统检测苯巴比妥无显著影响)。

---

44 茶碱

茶碱(theophylline)是一种甲基黄嘌呤,可舒张支气管平滑肌,用于治疗与慢性阻塞性肺疾病相关的哮喘和支气管痉挛,主要代谢物为 3-甲基黄嘌呤。

茶碱的副作用常与其浓度相关,包括恶心、呕吐、心动过速、心律失常和癫痫发作。新生儿体内 50% 的茶碱经尿液排泄,其余 50% 代谢生成咖啡因和 1,3-二甲基尿酸。在儿童和成人体内,咖啡因为次要代谢产物。

【参考区间】

治疗浓度:支气管扩张为 56~111 μmol/L;早产儿呼吸暂停为 33~72 μmol/L。中毒浓度为 >111 μmol/L。

【影响因素】

1. 生理性因素

(1)升高:饮酒(一次大量饮酒,如一次性摄入 3 mL/kg 体重威士忌会使血清茶碱升高 30%,清除率延迟至 24 小时);咖啡因(8 名健康志愿者静脉注射茶碱当天摄入 900 mg 咖啡因,茶碱稳态浓度及曲线下面积$_{0-\infty}$分别升高 23% 和 40%)。

(2)降低:贯叶连翘(个案报道显示,预防性使用贯叶连翘会降低茶碱浓度);大麻(吸食大麻会激活肝脏药物代谢酶活性,降低茶碱半衰期)。

（3）无影响:山梨醇(即时使用致泄剂量的山梨醇,对血清茶碱也没有显著影响);咖啡因(日常饮食摄入咖啡因,对血清茶碱没有显著影响)。

2. 分析性因素

（1）升高:咖啡因(20 mg/L 咖啡因使 Syntex AccuLevel、Ames Seralyzer 系统检测茶碱结果分别有 21.37 μmol/L、20.26 μmol/L 正偏移,并随咖啡因浓度升高正偏移增加。40 mg/L 咖啡因使 Abboott Vision 系统检测茶碱结果有 14.21 μmol/L 正偏移;咖啡因对 EMIT、Hitachi 717 法检测茶碱分别有 2.4%、5.3%交叉反应,咖啡因对 IBC、Sigma FPIA 试剂检测茶碱分别有 5.3%、7.5%交叉反应)。

（2）无影响:维生素 C(50 mg/L 维生素 C 对 Ames Seralyzer 系统检测茶碱无影响);咖啡因(咖啡因对免疫检测系统无明显影响,对 Syva EMIT 2000 系统检测茶碱无明显影响,对 Baxter Stratus 系统检测茶碱有 2.1%交叉反应,对 Abboott Vision 系统检测茶碱Ⅱ有<1%交叉反应。10 mg/L 咖啡因对 Ortho Vitros 系统检测茶碱无明显影响。30 mg/L 咖啡因对 Du Pont aca 系统检测茶碱无明显干扰。40 mg/L 咖啡因对 Ortho DT60、Abbott TDx、Abbott Vision、3M Diagnostics TheoFAST 系统检测茶碱无影响。100 mg/L 咖啡因对 Bayer Advia Centaur 系统检测茶碱有<5%交叉反应。115 mg/L 咖啡因对 Bayer Technicon Immuno 1 系统检测茶碱无明显交叉反应)。

45 性激素结合球蛋白

性激素结合球蛋白(sex hormone binding globulin, SHBG),是血液循环中与性激素如睾酮、雌激素结合的蛋白质,又称为睾酮-雌二醇结合球蛋白。

人体循环中总雄激素或雌激素水平变化受类固醇激素产生异常、性激素结合球蛋白浓度变化或亲和力的影响。人体性激素结合球蛋白浓度随年龄增长而升高。经期前、经产女性的性激素结合球蛋白浓度高于未经产女性,已婚女性高于单身女性。

体毛旺盛的女性,性激素结合球蛋白水平可能较低,虽然其游离雄激素浓度较高,但总雄激素浓度无明显变化。克兰费尔特综合征(Klinefelter syndrome)的男性性激素结合球蛋白浓度可正常。甲状腺功能亢进状态(如甲状腺激素抵抗和家族性异常白蛋白高甲状腺素血症)性激素结合球蛋白浓度正常,但能提供组织(终末器官)响应能力指数。

【参考区间】

年龄（状态）		参考区间（nmol/L）
新生儿（脐带血）		20.8~58.9
1月~2岁		52.0~218.6
青春前期		62.4~190.7
青春期	男性	13.9~86.8
	女性	31.2~111.0
成人	男性	17.4~52.1
	女性	34.7~104.0

【影响因素】

1. 生理性因素

升高：高碳水化合物饮食（高碳水化合物饮食会引起男性睾酮、性激素结合球蛋白升高）。

2. 分析性因素

无影响：高纤维饮食（62名绝经前妇女饮食中补充麦麸、燕麦麸或玉米糠，性激素结合球蛋白无明显变化）；低脂、高纤维饮食（22名正常绝经前妇女卵泡期低脂、高纤维饮食8~10周，性激素结合球蛋白由69.6±34.7 nmol/L变化为55.5±24.3 nmol/L，无显著性差异）。

46 催乳素

催乳素（prolactin，PRL）生理性升高见于胎儿、新生儿，成人睡眠（清晨峰值）、压力和运动后，女性妊娠、性交和哺乳后。催乳素检测可用于评估垂体切除术后恢复情况。催乳素刺激和抑制试验有助于评估垂体催乳素及分泌情况，但仅作为初步筛查，并不能证明催乳素持续轻度升高会导致垂体瘤。

妊娠女性羊水内催乳素持续升高，浓度比母体和胎儿血液高出10~100倍。羊水催乳素源自母体蜕膜，有渗透调节作用。

【参考区间】

年龄（状态）	参考区间（mg/L）	
	男性	女性
新生儿（脐带血）	45~539	
1~7天	30~495	

年龄(状态)	参考区间(mg/L)	
	男 性	女 性
青春期第1阶段	<10	3.6~12
青春期第2~3阶段	<6.1	2.6~18
青春期第4~5阶段	2.8~11.0	3.2~20
成人	3~14.7	3.8~23.2
妊娠末期		95~473

【影响因素】

1. 生理性因素

（1）降低：饮酒（快速饮酒2~4小时,血清催乳素可降低40%~50%。快速饮酒后2~3小时,血浆催乳素降低约45%。有酗酒史的患者,与对照组相比,饮酒后40分钟、60分钟和80分钟,血浆催乳素明显降低,分别为21.30 mg/L、17.83 mg/L和16.09 mg/L,对照组血浆催乳素为30.00 mg/L）;夏枯草（夏枯草中酚类成分可引起血浆催乳素降低）;八味地黄丸（1名垂体微腺瘤合并高催乳素血症的不孕女性服用溴麦角环肽治疗,血清催乳素由122.60 mg/L降低至29.56 mg/L,停药2周后血清催乳素升高至511.74 mg/L。此时,每天口服八味地黄丸5 g,4周后血清催乳素降低为140.43 mg/L。当增加八味地黄丸剂量为每天7.5 g时,血清催乳素进一步降低至79.13~118.69 mg/L。15名高催乳素血症女性服用八味地黄丸后,血清催乳素由治疗前59.13~197.82 mg/L降低至38.26±20.87 mg/L）。

（2）无影响：八味地黄丸（15名高催乳素血症女性服用八味地黄丸后,血清催乳素降低。27名高催乳素血症女性,9名服用八味地黄丸后,血清催乳素没有降低,6个月后血清催乳素仍没有降低）;大麻（10名长期吸食大麻的男性血浆催乳素为6.5±1.2 mg/L,而10名年龄相当的健康男性血浆催乳素为6.8±1.1 mg/L,无显著性差异）。

2. 分析性因素

无影响：生物素（<100 ng/mL生物素对Roche Elecsys 1010、Roche Elecsys 2010系统检测催乳素的影响不超过10%。100 ng/mL生物素对Ortho Vitros ECi系统检测1 328~1 421 mg/L催乳素结果会产生10%偏差）;葡萄糖（葡萄糖升高对Organon Teknika AuraFlex random access系统检测血浆催乳素无影响）。

47 生长激素

生长激素（growth hormone或somatropin,GH）分泌有偶发性和波动性,在健康受试者中观察到其瞬态水平可达 40 ng/mL,其峰值在深度睡眠期。肢端肥大症和巨人症患者生长激素分泌波动性消失,其测定有助于肢端肥大症的诊断治疗。肥胖者生长激素释放减少,反映生长激素影响胰岛素代谢、精氨酸代谢、睡眠和运动反应。随年龄增长,通常生长激素释放减少。

生长激素浓度随机测定诊断意义不大,可通过刺激或抑制释放试验进一步评估,如肢端肥大症患者对葡萄糖负荷的生长激素反应低于正常水平。垂体肿瘤患者常由促甲状腺激素释放激素或促性腺激素释放激素释放出生长激素,生长激素缺乏者对刺激试验有异常反应。24 小时内连续或间断性采样检测生长激素常用于识别部分刺激试验正常的生长激素缺乏症,但该操作既费力又费钱。

血清中生长激素变异较大常导致不同免疫检测系统给出不同的结果。为防止误诊,生长激素参考区间和生长激素刺激试验临界值应针对所用每种常规方法分别建立。

【参考区间】

年龄(状态)		参考区间(ng/mL)
新生儿(脐带血)		8~41
0~7 岁		1~13.6
7~11 岁		1~16.4
11~15 岁		1~14.4
15~19 岁		1~13.4
成人	男性(≤60 岁)	0~4
	男性(>60 岁)	1~9
	女性(≤60 岁)	0~18
	女性(>60 岁)	1~16

【影响因素】

生理性因素

血浆降低:葡萄糖(口服 75 g 葡萄糖耐量试验 1 小时,生长激素明显降低)。

48 黄体生成素

促性腺激素生理性分泌有阵发性、周期性及昼夜节律。青春期循环促性腺激素水平睡眠高于运动。黄体生成素(lutropin 或 luteinizing hormone, LH)分泌的阵发性波动比卵泡刺激素(follicle-stimulating hormone, FSH)明显,因此,多个或合并样本的检测比单个样本检测能获得更可靠的信息。

完整黄体生成素会与人绒毛膜促性腺激素(human chorionic gonadotropin, HCG)发生交叉反应,使黄体生成素在妊娠、产后或患人绒毛膜促性腺激素分泌性肿瘤个体的检测中无效(黄体生成素和人绒毛膜促性腺激素在 β 亚单位有很大的同源性)。另外,促甲状腺激素(thyroid-stimulating hormone, TSH)也可与黄体生成素发生小范围的交叉反应,未经治疗的甲状腺功能减退者,高浓度促甲状腺激素会导致黄体生成素假性升高。双位点免疫测定法基本克服了人绒毛膜促性腺激素和促甲状腺激素对黄体生成素检测的干扰。

由于标准纯品的变化,许多测定方法所表达的国际单位既不是黄体生成素的 WHO 第一代国际参考制剂,也不是人绝经期促性腺激素第二代国际参考制剂。近年,标化黄体生成素测定方法使用了高纯度的垂体参考物质(WHO 第二代国际标准 80/552)。

【参考区间】

血清:

年龄(状态)	参考区间(U/L)	
	男 性	女 性
新生儿(脐带血)	0.04~2.6	
2~11 月	0.02~8.0	
1~10 岁	0.04~3.6	0.03~3.9
青春期第 1 阶段	0.04~3.6	0.03~3.0
青春期第 2 阶段	0.26~4.8	0.10~4.1
青春期第 3 阶段	0.56~6.3	0.20~9.1
青春期第 4~5 阶段	0.56~7.8	0.50~15.0
成人	1.24~7.8	卵泡期:1.68~15.0;排卵期峰值:21.9~56.6;黄体期:0.61~16.3;绝经后:14.2~52.3

尿液:

年龄(状态)	参考区间(U/d)	
	男 性	女 性
1~10 岁	<1.0~5.6	1.4~4.9
青春期第 1 阶段	1~5	1~5
青春期第 2 阶段	1.5~11	3~10
青春期第 3 阶段	2.5~13	5~18
青春期第 4 阶段	5~16	6~21
青春期第 5 阶段	4~28	5~24
成人	9~23	非排卵期:4~30

羊水：

胎龄(月)	参考区间(U/L)	
	男　胎	女　胎
3	20±16	28±13
3~6	69±64	214±122
6~9	12±3.2	4.8±3.0

【影响因素】

1. 生理性因素

(1) 升高：牡荆[1 名 32 岁女性卵泡前期、中期服用牡荆后，血清黄体生成素为 14 U/L(卵泡期正常黄体生成素<9 U/L)，推测黄体生成素升高可能与下丘脑、垂体增加促性腺激素释放所致的抗雌激素效应相关(该女性雌二醇浓度为 2 425 pmol/L)]；温经汤(115 名闭经女性服用温经汤治疗 8 周，血浆黄体生成素显著升高)。

(2) 降低：温经汤(64 名无排卵型多囊卵巢综合征女性，43 名服用当归芍药散，21 名服用桂枝茯苓丸 8 周，均未发现与排卵失败相关的血浆黄体生成素降低。其中，27 名继续服用温经汤连续 8 周，当归芍药散组血浆黄体生成素降低 58.2%，桂枝茯苓丸组降低 49.4%)；黑升麻[110 名月经期女性每天服用 8 mg 莉芙敏(药用植物黑升麻提取剂)2 个月，血浆黄体生成素显著降低]；大麻(10 名长期服用大麻的男性，血浆黄体生成素为 5.8±1.5 U/L，显著低于同龄健康对照组 10.5±1.3 U/L)。

(3) 无影响：当归芍药散和桂枝茯苓丸(64 名无排卵型多囊卵巢综合征患者，其中 43 名服用当归芍药散，21 名服用桂枝茯苓丸 8 周，均未发现与排卵失败相关的血浆黄体生成素降低)；1,25-二羟基维生素 D_3(12 名健康男性在促黄体激素释放激素刺激下血浆黄体生成素无明显变化)；蒺藜(健康男性按 10 或 20 mg/kg 体重摄入蒺藜后，血浆黄体生成素与对照组相比无显著差异。其中 20 mg/kg 体重组血浆黄体生成素与对照组血浆黄体生成素浓度分别为 4.66± 0.27 U/L 和 4.17±0.41 U/L)。

2. 分析性因素

生物素不影响黄体生成素检测(50 mg/dL 生物素浓度对 Ortho Vitros ECI 系统检测血浆黄体生成素无影响)。

49 甲状旁腺素

循环中正常人完整"全"甲状旁腺素(parathyroid hormone，PTH)半衰期为

5 分钟,84 个氨基酸组成。失活的羧基端(C 端)和中分子片段(如氨基酸第 53~84 位、第 44~68 位、第 35~64 位)约占总循环甲状旁腺素的 90%。这些片段由肾脏清除,半衰期 1~2 小时。循环中氨基端片段(氨基酸第 1~34 位)半衰期 1~2 分钟,含量极少。仅完整甲状旁腺素(第 1~84 位)和 N 端甲状旁腺素(第 1~34 位)有生物学活性。除由肾脏排泄外,完整甲状旁腺素和 N 端甲状旁腺素也可通过其他机制从血液中清除。即使没有甲状旁腺疾病,慢性肾衰者也有极高含量的 C 端/中分子甲状旁腺素。

在婴儿期即可测到甲状旁腺素,产后早期升高。甲状旁腺素分泌有昼夜节律,下午 2~4 点达最高峰,上午 8 点降至基线水平。据报道,血浆比血清甲状旁腺素低 5%~10%。血浆钙离子每降低 0.38 mmol/L 可使甲状旁腺素升高 400%。

C 端/中分子甲状旁腺素试验可检测完整甲状旁腺素、C 端甲状旁腺素和中分子甲状旁腺素,不检测 N 端甲状旁腺素。正常和甲状旁腺亢进患者,以 C 端和中分子片段为主。该试验检测甲状旁腺亢进症的灵敏度和特异性分别为 85% 和 95%。每次检测时,甲状旁腺素结果应结合血清钙数据才有临床意义。

N 端甲状旁腺素试验可检测完整甲状旁腺素和氨基端(N 端)甲状旁腺素,不检测 C 端和中分子甲状旁腺素。当患者其他甲状旁腺素试验结果正常或模棱两可时,本试验可用于评价肾功能衰竭。该试验检测原发性甲状旁腺功能亢进的灵敏度为 75%。

大多数一代试剂盒检测完整甲状旁腺素,因血液中存在甲状旁腺素大片段而出现假阳性结果。这些甲状旁腺素大片段包括 N 端截短(第 7~84 位)和氨基端甲状旁腺素。氨基端甲状旁腺素由甲状旁腺素转译修饰而来,功能失活。报告 N 端截短甲状旁腺素的意义是作为无生物学活性的甲状旁腺素拮抗,氨基端甲状旁腺素的临床意义未定。二代和三代试剂盒检测完整甲状旁腺素很少受甲状旁腺素大片段干扰,仅灵敏地检测生物学完整甲状旁腺素。慢性肾衰竭和肾性骨病患者会出现高浓度甲状旁腺素,能用于明确鉴别原发性甲状旁腺功能亢进和恶性肿瘤性高钙血症,与继发性甲状旁腺亢进的骨状态指标相关良好。完整甲状旁腺素检测还能用于鉴别正常个体和甲状旁腺功能减退患者。

【参考区间】

项　目	年　龄	参 考 区 间	
		血清(pg/mL)	血　浆
C 端和中分子甲状旁腺素	1~16 岁 成人	51~217 50~330	<50 pg/mL
N 端甲状旁腺素	2~13 岁 成人	14~21 8~24	<6.1 pmol/L

续 表

项 目	年龄(状态)	参 考 区 间	
		血清(pg/mL)	血 浆
	新生儿(脐带血)	≤3	
完整甲状旁腺素	2~20岁	9~52	1.0~5.0 pmol/L
	成人	10~65	

【影响因素】

生理性因素

(1) 升高：葡萄糖(肥胖儿童口服糖耐量试验甲状旁腺素升高,但低于较瘦儿童)。

(2) 降低：1,25-二羟维生素 D_3(9名健康男性每天服用 3 μg 1,25-二羟维生素 D_3连续 4 天,血浆甲状旁腺素显著降低);24,25-二羟维生素 D_3(20名慢性腹膜透析患者,9名初始甲状旁腺素浓度升高患者服用24,25-二羟维生素 D_3后,血清甲状旁腺素由 382 ng/L 显著降低至 245 ng/L);1α 羟基维生素 D_3(14名慢性肾功能衰竭患者服用0.5 μg/d 1α 羟基维生素 D_3连续 8 周,血清甲状旁腺素由 325±44 ng/L 显著降低至 271±44 ng/L);饮酒(24名正常受试者按 1.2~1.5 g/kg 体重摄入乙醇 3 小时,血清甲状旁腺素由 16.1 ng/L 降低至 6.8 ng/L,且第 3 个小时降低最多)。

(3) 无影响：磷酸纤维素(磷酸纤维素对吸收性高钙尿症患者无影响);茶(1名饮用速溶茶的女性,尿中氟化物排泄量达每天 19 mg 肌酐,但血清甲状旁腺素无明显变化)。

50 甲状腺素

灵敏的促甲状腺素测定是甲状腺功能的首选筛查试验。甲状腺素(thyroxine, T4)测定常用于促甲状腺素结果异常增高或减低的确认。但仅测定血清总甲状腺素不能提供足够的临床信息,应同时测定游离甲状腺素(free thyroxine, FT4)或计算游离甲状腺素指数。

早产儿脐带血甲状腺素浓度较足月儿低,并与体重呈正相关。新生儿甲状腺素浓度增高与甲状腺结合球蛋白(thyroxine binding globulin, TBG)增高有关,而游离甲状腺素接近成人。出生后数小时到 5 岁甲状腺素逐渐减低。男孩甲状腺素随性成熟逐渐减低,女孩没有此现象。

【参考区间】

年龄（状态）		参考区间（nmol/L）
新生儿（脐带血）		95~168
1~3 天		152~292
1~2 周		126~214
1~4 月		93~186
4~12 月		101~213
1~5 岁		94~194
5~10 岁		83~172
10~15 岁		72~151
成人	≤60 岁男性	59~135
	≤60 岁女性	71~142
	>60 岁	65~138

【影响因素】

1. 生理性因素

（1）升高：大豆纤维（17 名轻度高胆固醇血症男性每天摄入 50 g 大豆蛋白和 20 g 大豆纤维 4 周，甲状腺素由 77.40±6.45 nmol/L 明显升高到 96.75±7.74 nmol/L）。

（2）降低：大豆（大豆可增加粪便甲状腺素的排泄量）；大豆粉（婴儿配方大豆粉会降低左旋甲状腺素的吸收）；夏枯草（可抑制甲状腺素在外周组织中脱碘，可用于治疗轻度甲状腺功能亢进）；棉籽粉（棉籽粉会降低左旋甲状腺素的吸收）。

2. 分析性因素

无影响：生物素（<100 ng/mL 生物素对 Roche Elecsys 1010、Roche Elecsys 2010、Modular Analytics 系统检测甲状腺素影响<10%）。

51 17-羟孕酮

17-羟孕酮（17-Hydroxy progesterone，17-OHP）分泌有明显昼夜节律（早晨最高）。黄体期升高表明黄体活动。在黄体生成素达到峰值前一天 17-羟孕酮明显升高，随后与黄体生成素中期峰值相一致。短暂的降低和升高与雌二醇（estradiol，E_2）和孕酮（progesterone，P）浓度相关。21-羟化酶缺乏症患者 17-羟孕酮浓度最高。基础和促肾上腺皮质激素(adrenocorticotropic hormone, ACTH)刺激后血清 17 -羟孕酮浓度升高,用于鉴别诊断典型和非典型 21 -羟化酶缺乏症及携带者。检测 17 -羟孕酮有助于接受糖皮质激素治疗的先天性肾上腺皮质增生症(congenital adrenal hyperplasia, CAH)患者的监测。

新生儿和婴儿血清中有交叉反应物可干扰 17 -羟孕酮直接(非提取)测定法。本项目作为先天性肾上腺皮质增多症最佳筛检试验取代了尿孕三烯醇试验。先天性肾上腺皮质增生症患者 17 -酮类固醇也可升高。11 -脱氧皮质醇检测有助于鉴别 11β -羟化酶和 21 -羟化酶缺乏症。

【参考区间】

血清:

年龄(状态)	参考区间(nmol/L)	
	男 性	女 性
新生儿(脐带血)	27.3~151.5	
3 天	0.2~2.3	
青春期前	0.1~2.7	
青春期第 1 阶段	0.1~2.7	0.1~2.5
青春期第 2 阶段	0.2~3.5	0.3~3.0
青春期第 3 阶段	0.4~4.2	0.3~4.7
青春期第 4 阶段	0.9~5.4	0.5~7.0
青春期第 5 阶段	0.7~5.3	0.6~8.0
成人	0.8~6.0	卵泡期:0.4~2.1;黄体期 1.0~8.7;妊娠期:6.0~36.0;促肾上腺皮质激素刺激后:<9.6;绝经后:<2.1

羊水:妊娠 12~19 周为 1.2~7.6 nmol/L;末期为 0.9~1.8 nmol/L。

【影响因素】

生理性因素

升高:甘草(7 名健康男性每天服用 7 g 甘草 4 天,17 -羟孕酮由 5.67±1.08 nmol/L 升高至 6.48±0.93 nmol/L,无显著性差异;7 天后 17 -羟孕酮升高至 6.87±1.08 nmol/L,有显著性差异)。

52 雌二醇

雌二醇(estradiol, E_2)是内源性雌激素中生物活性最高的,与促性腺激素一起用于评估成年女性的月经情况和生育功能,还可用于评估产雌激素肿瘤所致的男性乳房发育或男性女性化,评估女性月经周期是否规则和性成熟,监测人绝经期促性腺激素(human menopausal gonadotropin, HMG)。

出生时雌二醇明显升高,1周后迅速降低。女性血清雌二醇在青春期逐渐升高。正常排卵期雌二醇以双相模式分泌,有中期和黄体期两个峰值。因外周睾酮转化,男性雌二醇在青春期升高。

直接(非提取)法测定血清或血浆雌二醇结果不准确,尤其是青春前期儿童或接受口服雌激素替代疗法患者。

【参考区间】

血清:

年龄(状态)	参考区间(pmol/L)	
	男 性	女 性
新生儿(脐带血)	11 010~106 430	
30~60 天	37~117	18~184
青春期前(6 月~10 岁)	<55	
青春期第 1 阶段	11~55	18~37
青春期第 2 阶段	11~37	18~422
青春期第 3 阶段	18~55	18~661
青春期第 4 阶段	11~147	92~1 266
青春期第 5 阶段	55~165	92~1 505
成人	37~184	卵泡早期:73~551;卵泡晚期:147~1 285;中期峰值:552~2 753;黄体期:110~1 652;绝经后:≤73

尿液:

年 龄	参考区间(nmol/d)	
	男 性	女 性
儿童	<18.4	
成人	3.7~14.7	卵泡期:3.7~47.7;中期峰值:14.7~73.4;黄体期:3.7~26.1;绝经后:0~14.7

羊水:2.9~7.0 nmol/L。

【影响因素】

1. 生理性因素

(1)血浆升高:饮酒[绝经女性饮酒后雌二醇为 162.6±11.9 pmol/L,与戒酒者 100.8±12.1 pmol/L 相比显著升高。雌二醇与饮酒量相关（$r=0.255$）〕；高纤维饮食（62 名绝经前女性补充麦麸 2 个月，血浆雌二醇由 631 pmol/L 显著降低至 536 pmol/L，补充燕麦麸 2 个月，血浆雌二醇由 580 pmol/L 升高至 653 pmol/L；摄入玉米皮 2 个月，血浆雌二醇无变化）；温经汤（115 名绝经女性服用温经汤 8 周，血浆雌二醇显著升高）。

（2）血浆降低：猫爪草（长期服用猫爪草可使血浆雌二醇降低）；高碳水化合物饮食（21 名男性摄入高复合碳水化合物、低脂、低胆固醇饮食 26 天，血浆雌二醇由 173.27±16.89 pmol/L 显著降低至 87.37±9.18 pmol/L）。

（3）血浆无影响：咖啡（12 名健康年轻男性摄入 2 杯咖啡，血浆雌二醇由 109.40±25.70 pmol/L 降低至 106.46±23.86 pmol/L，无显著性差异）；低脂、高纤维饮食（22 名正常绝经前女性卵泡期摄入低脂、高纤维饮食 8~10 周，血浆雌二醇由 209.25±146.84 pmol/L 变为 234.94±212.92 pmol/L，无显著性差异）。

2. 分析性因素

（1）尿液升高：番泻叶（番泻叶会使 Brown 法检测尿雌二醇结果升高）。

（2）血浆无影响：生物素（30 ng/mL 生物素对 Boehringer Mannheim ES 300 系统检测雌二醇干扰＜15%；＜36 ng/mL 生物素对 Roche Elecsys1010、Roche Elecsys 2010、Modular Analytics 系统检测雌二醇干扰＜10%；50 ng/mL 生物素对 Ortho Vitros Eci 系统检测 1 155~1 262 pmol/L 雌二醇的偏倚＜10%）。

53　人绒毛膜促性腺激素

人绒毛膜促性腺激素（human chorionic gonadotrophin, HCG）由滋养层原始细胞发育合成，以后由合体滋养层细胞合成，半衰期为 12~36 小时。其由两个非共价结合糖蛋白亚基 α 和 β 组成。正常妊娠妇女血清含多种形式人绒毛膜促性腺激素，包括完整（92%~98%）、α 亚基（0~7%）、β 亚基（0~3%）和部分降解片段（如切口人绒毛膜促性腺激素和 β 核心片段）。β 亚基是一种唾液糖蛋白，含 180 个氨基酸，分子量为 25 000~30 000，前 150 个氨基酸与黄体生成素有 80% 同源性。

妊娠早期，尿液主要含 β 核心片段（约 50%）和少量完整人绒毛膜促性腺激素（约 35%）和切口人绒毛膜促性腺激素（约 10%）。人绒毛膜促性腺激素试验仅测定完整人绒毛膜促性腺激素。β 亚基特异性检测用于监测某些有亚基产生的情况。凝集抑制试验检测灵敏度为＞150 U/L。检测时，玻片法较试管法快速但灵敏度低，两种方法均不足以检测宫外孕或异常宫内妊娠。凝集法与黄体生成素有交叉反应（如月经中期黄体生成素峰值）可产生假阳性结果，已被更灵敏的免疫定性法取代而不常用。目前,家用妊娠检测试剂盒多采用免疫定性法,尿液标本检测限约 50 U/L,更适用于第一次错过月经期者。家用试剂盒操作需 2~30 分钟,检测灵敏度多为 25~50 U/L,能检测完整人绒毛膜促性腺激素,快速(3~15 分钟)且特异,与血清人绒毛膜促性腺激素定量测定有良好的阴性、阳性、临界值相关性,最适用于急腹症患者检测妊娠,但本法会误诊极早期或异常妊娠患者。

血清免疫定量法检测灵敏度为 1~2 U/L,检测时间为 0.2~1 小时。对完整人绒毛膜促性腺激素特异,与黄体生成素很少或没有交叉反应,可用于极早期妊娠(妊娠后 6~8 天)的诊断,评估妊娠周期。此灵敏的试验可用于检测异位人绒毛膜促性腺激素产生的组织。

由于妊娠妇女人绒毛膜促性腺激素浓度可变,单个检测值不能准确确定妊娠周期,也不能用于判断胎儿活力。当怀疑异常妊娠时,需做一系列测定。正常宫内妊娠,在 2~5 周内人绒毛膜促性腺激素快速升高,可在 1.5 天内成倍升高。宫外孕或散发性流产,人绒毛膜促性腺激素浓度升高较慢或减低。

系列人绒毛膜促性腺激素测定可提示肿瘤外科治疗或化疗反应和复发监测。某些肿瘤可产生游离 α 或 β 亚基。β-人绒毛膜促性腺激素浓度升高也可见于无肿瘤患者,如各种细胞增殖增强的良性疾病。大多数 β-人绒毛膜促性腺激素检测是针对完整人绒毛膜促性腺激素分子和游离 β-人绒毛膜促性腺激素分子。当人绒毛膜促性腺激素作为肿瘤标志物时,必须检测总 β 亚基(游离和完整)。血清检测限为 1~3 U/L。

母体血清人绒毛膜促性腺激素与羊水人绒毛膜促性腺激素浓度变化有时不一致。外周血循环母体人绒毛膜促性腺激素平均水平是羊水的 40~100 倍,至少是脐带血的 10 倍。

【参考区间】

尿液:阴性,第一次错过月经期 4~5 天后检测。

血清:男性或未妊娠女性为<5 U/L 或 2 μg/L。妊娠女性:

受精后(周)	末次月经后(周)	参考区间(U/L)
2	4	5~100
3	5	200~3 000
4	6	10 000~80 000
5~12	7~14	90 000~500 000
13~24	15~26	5 000~80 000
26~28	27~40	3 000~15 000

滋养细胞病:>100 000 U/L。

【影响因素】

分析性因素

无影响：生物素（5 ng/mL 生物素对 Ortho Vitros ECi 系统检测 β-人绒毛膜促性腺激素无影响。40 ng/mL 生物素对 Roche Elecsys 1010、Roche Elecsys 2010 系统检测 β-人绒毛膜促性腺激素无影响。<80 ng/mL 生物素对 Roche Elecsys 1010、Roche Elecsys 2010、Modular Analytics 系统检测 β-人绒毛膜促性腺激素影响低于 10%）。

54 胰岛素样生长因子

人体许多组织能合成胰岛素样生长因子Ⅰ（insulin-like growth factor Ⅰ，IGF-Ⅰ），循环胰岛素样生长因子Ⅰ主要来源于肝脏。循环胰岛素样生长因子Ⅰ仅 1% 以游离、非复杂分子形式存在，其余与胰岛素样生长因子特异性结合蛋白（IGF-specific Binding Proteins，IGFBPs）结合。已确定 6 种胰岛素样生长因子特异性结合蛋白。胰岛素样生长因子特异性结合蛋白-3 是最主要的胰岛素样生长因子Ⅰ结合蛋白，可与胰岛素样生长因子Ⅰ和其他蛋白，-5 酸不稳定亚基（acid labile submit，ALS）形成三元复合物。胰岛素样生长因子特异性结合蛋白-3 受生长激素的严格调控。胰岛素样生长因子Ⅰ和胰岛素样生长因子Ⅱ（insulin-like growth factor Ⅱ，IGF-Ⅱ）与胰岛素原结构相关，从功能来看，胰岛素样生长因子Ⅰ较胰岛素样生长因子Ⅱ更像胰岛素。

白天和进餐后血液胰岛素样生长因子Ⅰ浓度是稳定的。1 岁前胰岛素样生长因子Ⅰ升高，青春期前或青春期早期达到峰值，随后逐渐降低直至 50 岁。妊娠期胰岛素样生长因子Ⅰ逐渐升高。

胰岛素样生长因子Ⅰ可作为肢端肥大症严重程度的判断指标，连续监测可用于疗效观察。胰岛素样生长因子Ⅰ可用于监测生长激素治疗反应。低水平胰岛素样生长因子Ⅰ的儿童需做刺激试验来确诊生长激素缺陷症，特别是营养良好且无明显生长缓慢表现的儿童。胰岛素样生长因子Ⅰ可用于诊断低水平生长激素的活动性肢端肥大症和葡萄糖给药后显示生长激素抑制正常的疑似肢端肥大症。在营养补充有效性评价方面，该试验比前白蛋白、视黄醇结合蛋白、转铁蛋白更敏感。

循环胰岛素样生长因子Ⅰ增加胰岛素敏感性，胰岛素样生长因子Ⅰ降低常伴胰岛素抵抗，或增加糖耐量受损、2 型糖尿病的风险。胰岛素样生长因子Ⅰ也可见于各类肿瘤，血浆胰岛素样生长因子Ⅰ可预测前列腺癌。

与胰岛素样生长因子Ⅰ不同，肢端肥大症的胰岛素样生长因子Ⅱ常不会升高,但肿瘤相关低血糖会升高。生长激素缺乏儿童,82%胰岛素样生长因子Ⅰ浓度低,52%胰岛素样生长因子Ⅱ浓度低,96%或胰岛素样生长因子Ⅰ或胰岛素样生长因子Ⅱ浓度降低或两者均降低。胰岛素样生长因子Ⅱ还与动脉粥样硬化有关。

【参考区间】

胰岛素样生长因子Ⅰ:

年龄(岁)	参考区间(mg/L)	
	男 性	女 性
1~2	31~160	11~206
3~6	16~288	70~316
7~10	136~385	123~396
11~12	136~440	191~462
13~14	165~616	285~660
15~18	134~836	152~660
19~25	202~433	231~550
26~85	135~449	135~449

胰岛素样生长因子Ⅱ:

年 龄		参考区间(mg/L)
儿童	青春期前	334~642
	青春期	245~737
成人		288~736

【影响因素】

生理性因素

(1)无影响:饮酒(24名正常受试者按1.2~1.5 g/kg 体重饮酒3小时,胰岛素样生长因子Ⅰ无显著变化);葡萄糖(健康人静脉注射葡萄糖,胰岛素样生长因子Ⅱ无显著变化)。

(2)升高:1,25 二羟维生素 D_3(4名慢性银屑病患者服用最高剂量为每天3 μg 的1,25 二羟维生素 D_3 治疗4年,每天2.0 μg 时胰岛素样生长因子结合蛋白-4占总胰岛素样生长因子特异性结合蛋白的0.5%,每天3.0 μg 时升高至占总胰岛素样生长因子特异性结合蛋白的4%)。

55 胰岛素原

胰岛素原(proinsulin)和胰岛素比值是反映 β 细胞功能的间接标志物。对2型糖尿病患者来说,比值升高是发病时对葡萄糖反应性降低。比值升高也预示着2 型糖尿病的进展。

胰岛素原(半衰期 17 分钟)血浆清除时间比胰岛素(半衰期 5 分钟)慢。禁食状态下,外周血胰岛素原免疫反应占以摩尔单位计的总免疫反应胰岛素的10%~20%。胰腺的胰岛细胞中,胰岛素原占胰岛素总量<5%。

胰岛素原免疫测定法可用胰岛素原特异性多克隆、单克隆抗体。这些抗体与胰岛素、C-肽交叉反应很小(<1%)。但在许多试验中,这些抗体常与胰岛素原转化中间体发生严重交叉反应,所以在解释结果时应谨慎。

【参考区间】
RIA 法:2.0~2.6 pmol/L。

【影响因素】
生理性因素
升高:葡萄糖(1 名健康成人口服 75 g 葡萄糖 90 分钟,血浆胰岛素原浓度由4 pmol/L 升高至 36 pmol/L;120 分钟血浆胰岛素原浓度明显降低至 5 pmol/L)。

56 胰高血糖素

胰高血糖素(glucagon)是胰岛 α 细胞分泌的多肽激素,能刺激肝脏产生葡萄糖和氧化脂肪酸。低血浆葡萄糖能刺激胰高血糖素分泌。胃和肠组织也有不同分子量的胰高血糖素样多肽,胰高血糖素样肽-1 在葡萄糖负荷后分泌到循环中,有强烈的促胰岛素作用,此肽也有胰岛素样效应。

血浆胰源性胰高血糖素有异质性,由 4 种成分组成,包括真胰源性胰高血糖素(分子量 3 500)、胰高血糖素原(分子量 9 000)、小胰高血糖素(分子量 2 000)和大血浆胰高血糖素(分子量 160 000)。大血浆胰蛋白糖素是分子量 3 500 的胰高血糖素与血浆蛋白结合所致。分子量 3 500 的胰高血糖素是具有生物活性的激素。羊水中胰高血糖素的来源未知(主要是大血浆胰高血糖素)。

研究表明,使用预冷 EDTA 试管或含蛋白酶抑制剂的试管采血能防止免疫反应丧失。采用乙醇萃取法去除大血浆胰高血糖素干扰后再检测胰高血糖素。血浆中胰源性胰高血糖素含量与所用抗血清特异性有关。根据经验,胰高血糖素和胰高血糖素样多肽可根据其对已知区域特异性抗体的反应分类,分为真胰源性胰高血糖素和其他多肽与 C 端抗体反应形成免疫反应性胰高血糖素(immunoreactive glucagon, IRG)、胰高血糖素样多肽仅与 N 端特异性抗体反应形成胰高血糖素样免疫反应(glucagon-like immunoreactivity, GLI)两类。虽过于简化,但免疫反应性胰高血糖素常与胰腺有关,胰高血糖素样免疫反应常与肠道有关。40%~50%健康个体循环免疫反应性胰高血糖素有生物学活性(分子量3 500),多数剩余成分为大血浆胰高血糖素。

胰高血糖素缺乏症患者输注精氨酸后胰高血糖素不升高。糖尿病患者摄入碳水化合物后胰高血糖素也不升高,但输注精氨酸后胰高血糖素明显升高。慢性肾衰竭患者肾移植成功后空腹胰高血糖素异常升高。肾移植排斥者在血肌酐变化前血浆胰高血糖素明显升高。空腹做中度或重度运动会导致胰高血糖素释放,这也是新生儿低血糖症的重要原因。1 型糖尿病患者低血糖可刺激胰高血糖素释放。胃肠切除术者,口服葡萄糖、半乳糖和果糖等物质耐量后胰高血糖素可明显升高,葡萄糖影响最大,果糖影响最小。

【参考区间】

RIA 法:

年龄(状态)	参考区间(ng/L)
新生儿(脐带血)	0~215
1~3 天	0~1 750
4~14 岁	0~148
成人	20~100

【影响因素】

生理性因素

(1)血浆升高:半乳糖(摄入半乳糖后血浆胰高血糖素升高,但反应小于摄入葡萄糖)。

(2)血浆降低:香蕉[与摄入 50 g 葡萄糖 120 分钟血浆胰高血糖素浓度达 102 ng/L 相比,7 名男性 2 型糖尿病患者摄入含 50 g 碳水化合物的青黄色香蕉 60 分钟后血浆胰高血糖素浓度最多降低 60 ng/L,摄入带棕色斑点黄色香蕉 60 分钟后血浆胰高血糖素浓度降低 53 ng/L,胰高血糖素曲线下面积$_{0~\infty}$分别为每小时 193±133 ng/L 和每小时 170±123 ng/L]。

57 C-肽

血清 C-肽(C-peptide)和胰岛素(insulin)浓度高度相关,但 C-肽无生物活性,不会与胰岛素发生交叉反应,而胰岛素原可与 C-肽发生交叉反应,对检测结果有<1%的影响。

外周循环中 C-肽/胰岛素的摩尔比>5,可能与 C-肽半衰期(20分钟)比胰岛素半衰期(5~10分钟)更长有关,且不被肝脏代谢。与胰岛素不同,C-肽主要在肾脏降解,并部分从尿中排出。为了计算比率,C-肽和胰岛素应采用相同单位。

尿 C-肽与禁食血清水平相似,与胰岛素分泌率无关。

【参考区间】

血清:0.28~1.42 nmol/L。

24小时尿液:每天21.5±6.8 nmol;2~7岁:0.53~4.86 nmol/mmol 肌酐;成人为0.41~2.00 nmol/mmol 肌酐。

【影响因素】

生理性因素

(1)升高:银杏[8名胰腺衰竭并接受低血糖疗法的2型糖尿病患者(血浆胰岛素曲线下面积$_{0~120分钟}$每小时<100 uU/mL)每天服用120 mg 银杏提取物3个月,做75 g 葡萄糖耐量试验,服药前2小时的 C-肽曲线下面积$_{0~120分钟}$为每小时51±29 uU/mL,服药后升高至每小时86±47 uU/mL。20名正常糖耐量受试者(6例男性,14例女性,年龄21~57岁)每晚服用120 mg 银杏提取物3个月,血浆C-肽由0.40±0.26 nmol/L 升高至0.70±0.28 nmol/L。75 g 葡萄糖耐量试验2小时的 C-肽曲线下面积$_{1~120分钟}$同样升高;蔗糖(10名健康受试者摄入55 g 蔗糖30分钟,C-肽由0.43±0.03 nmol/L 显著升高至1.70±0.26 nmol/L,60分钟为1.84±0.24 nmol/L,120分钟为1.08±0.15 nmol/L,180分钟为0.53±0.05 nmol/L);匙羹藤[22名胰岛素治疗的1型糖尿病患者每天服用400 mg 匙羹藤(GS4)16~18个月,GS4组 C-肽升高至0.19±0.003 nmol/L,仅胰岛素治疗组为0.11±0.005 nmol/L];香蕉(7名2型糖尿病患者服用20 g 葡萄糖120分钟,C-肽升高至0.96 nmol/L;摄入相当于20 g 碳水化合物的青黄色香蕉120分钟,C-肽升高至0.66 nmol/L;摄入棕黄色香蕉120分钟,C-肽升高至0.76 nmol/L,3种情况曲线下面积$_{0~∞}$分别为每小时1.97±0.5 nmol/L、每小时2.42±0.3 nmol/L和每小时3.20±0.8 nmol/L);巧克力(10名健康受试者摄入100 g 黑巧克力30分钟,C-肽由0.39±0.03 nmol/L 显著升高至1.17±0.13 nmol/L,60分钟为1.14±0.12 nmol/L,120分钟为0.99±0.09 nmol/L,180分钟为0.87±0.11 nmol/L)。

(2)无影响:维生素 E(20名1型糖尿病患者每天服用600 mg 或1 200 mg 维生素 E 1个月,对 C-肽检测无显著影响)。

58　胃泌素

血液中胃泌素(gastrin)主要以 G－34(大胃泌素,半衰期 42 分钟)、G－17 (小胃泌素,半衰期 5 分钟)和 G－14(微胃泌素,半衰期 5 分钟)形式存在,以非硫化(Ⅰ)或硫化(Ⅱ)形式循环。

胃泌素值有昼夜节律(最低早上 3~7 点,最高是白天)或与膳食一致的生理性波动。老年人胃泌素升高提示产酸减少而非萎缩性胃炎。基础胃酸分泌量与胃泌素水平成反比。在解释胃泌素浓度升高时需了解胃酸分泌量。

大多数胃泌素瘤(Z－E 综合征)患者胃泌素>225 pmol/L 和基础胃酸分泌量升高,约 40%患者在 45~225 pmol/L 之间。约 20%患者同时伴甲状旁腺和垂体腺瘤(Ⅰ型多发性内分泌肿瘤或沃纳综合征)。胃泌素浓度处于临界值(45~225 pmol/L)时,约 90%患者在胰泌素刺激后升高>95 pmol/L。胃泌素瘤患者钙输注也会有相似反应。

【参考区间】
RIA 法:

年龄(状态)	参考区间(pmol/L)
新生儿(脐带血)	9.5~138
0~4 天	57~87
儿童	<59
16~60 岁	12~43
>60 岁	<48

【影响因素】
生理性因素
(1)升高:咖啡(摄入 350 mL 咖啡后血清胃泌素浓度升高 2~5 倍)。
(2)无影响:碳水化合物(摄入碳水化合物对内源性胃泌素分泌无影响)。

59　儿茶酚胺

肾上腺素(epinephrine, E)、去甲肾上腺素(norepinephrine, NE)和多巴胺是由肾上腺髓质、脑和交感神经系统合成的儿茶酚胺(catecholamine)类激素。当嗜铬细胞瘤患者激素激活时,会分泌大量肾上腺素、去甲肾上腺素或两者。早期嗜铬细胞瘤诊断很重要,因为,所引起的重度高血压是手术可治愈的,约 10%患者可引起恶性肿瘤。

循环中儿茶酚胺高度易变,半衰期极短(约2分钟)。其血浆水平受多种环境因素、食物和药物影响,成功的检测方案必须控制分析前变异。肾上腺素、去甲肾上腺素和多巴胺经过复杂的代谢改变,最终从尿液中排出,主要是变肾上腺素(metanephrine)。

运动、紧张、吸烟、疼痛会导致儿茶酚胺生理性增加,夜间分泌量明显降低。肾上腺素和去甲肾上腺素分泌在月经黄体期增加,排卵期降至最低水平。

嗜铬细胞瘤患者通常血浆儿茶酚胺>1 000 pg/mL,但急性发作期血压正常的患者常减低(甚至正常)。该试验常用于高度怀疑疾病人群,尿液结果处于临界值或正常。当儿茶酚胺及代谢物测定难以提供诊断时,用药代试验来抑制或刺激儿茶酚胺的释放来证实。通过选择性静脉采样测定血浆儿茶酚胺也可用于肿瘤定位。不推荐血浆儿茶酚胺测定用于嗜铬细胞瘤诊断,但增高常不一致。

高效液相色谱法(high-pressure liquid chromatography,HPLC)、电化学检测法受多种药物的干扰。如果可能,检测前患者应停用所有药物至少1周。最佳标本是24小时尿液。急性高血压发作患者建议收集短期定时尿(如12小时)。随机尿进行检测,用肌酐比率作为标化儿茶酚胺分泌率。高效液相色谱联合质谱法能克服药物和药物代谢物的干扰。

尿液儿茶酚胺试验可作为高效液相色谱法检测儿茶酚胺分数的替代方法。但该试验既不能鉴别去甲肾上腺素和肾上腺素,也不测定多巴胺。干扰物可引起假阳性结果,荧光猝灭是主要问题。

标本采集前12小时应停用肾上腺素、去甲肾上腺素或多巴胺。已知停用刺激儿茶酚胺释放的药物需3~7天。在采集前4小时患者不能摄入烟草或饮用含咖啡因的饮料。血浆去甲肾上腺素测定可用于诊断直立性低血压。直立位变为仰卧位时去甲肾上腺素浓度未增加,提示交感神经系统紊乱。

【参考区间】

血浆:

项　目	参考区间(pmol/L)	
	卧　位	直　立
肾上腺素	<601	<764
去甲肾上腺素	414~4 433	1 182~10 047

尿液:

项 目	年 龄	参考区间(nmol/d)	参考区间(μmol/mol)
肾上腺素	<1 岁	0~14	0~231
	1 岁	0~19	0~51
	2~3 岁	0~33	0~51
	4~6 岁	1~55	3~57
	7~9 岁	1~55	3~57
	10~18 岁	3~109	2~36
	≥18 岁	0~109	0.6~27
去甲肾上腺素	<1 岁	0~59	17~207
	1 岁	6~100	17~194
	2~3 岁	24~171	17~194
	4~6 岁	47~266	18~72
	7~9 岁	77~384	18~72
	10~18 岁	89~473	3~70
	≥18 岁	89~473	6~75
儿茶酚胺	2~3 月	30~201 nmol/(m^2·d)	
	4~11 月	47~301 nmol/(m^2·d)	
	12~19 月	112~284 nmol/(m^2·d)	
	成人	<591	

【影响因素】

1. 生理性因素

(1) 血浆升高:咖啡因(咖啡因可引起肾上腺髓质兴奋;摄入 250 mg 咖啡因 3 小时,因活化三酰甘油酶使脂肪酸升高,此类脂肪酸能将蛋白转化为激素,而导致儿茶酚胺升高);咖啡(摄入咖啡会导致血浆去甲肾上腺素显著升高)。

(2) 尿液升高:大麻(与对照组相比,服用大麻组尿去甲肾上腺素轻微升高);萝芙木(萝芙木可释放储存的去甲肾上腺素)。

(3) 血浆降低:咖啡因(摄入 250 mg 咖啡因 30 分钟,去甲肾上腺素由 1.1 nmol/L 轻微降低至 0.9 nmol/L,2 小时升高至 1.2 nmol/L);咖啡(8 名健康志愿者摄入咖啡 30 分钟,去甲肾上腺素由 1.1 nmol/L 轻微降低至 0.9 nmol/L,2 小时升高至 1.2 nmol/L)。

(4) 血浆无影响:贯叶连翘[一项双盲随机研究,16 名健康受试者(11 名男性,5 名女性)分为服药组(300 mg 贯叶连翘,每天 3 次)和对照组(安慰剂)7 天,与对照组(1.2±0.7 nmol/L)相比,服药组血浆去甲肾上腺素无显著改变(1.1±0.4 nmol/L)];咖啡因(6 名青年男性按 5 mg/kg 体重摄入咖啡因后血浆去甲肾上腺素无显著改变);咖啡(10 名血压正常受试者摄入咖啡后去甲肾上腺素无显著改变)。

（5）尿液无影响：维生素 C（38 名健康年轻女性摄入 1.75 g 维生素 C，平均 4 小时尿去甲肾上腺素与对照组相比无显著性降低）；果胶（25 名健康男性每天摄入 30 g 果胶 6 周，尿去甲肾上腺素无显著改变）；大麻（摄入适量大麻对测定去甲肾上腺素无影响）。

2. 分析性因素

（1）血浆升高：茶叶（茶叶提取物可引起强烈的荧光，干扰检测结果）；可可（可可含儿茶酚胺类物质，检测前食用可可会导致去甲肾上腺素升高）；维生素 B_2（维生素 B_2 对荧光法测定去甲肾上腺素有干扰）。

（2）尿液升高：香蕉（香蕉含儿茶酚胺类物质，检测前食用香蕉会导致去甲肾上腺素升高）。

60　胆囊收缩素

胆囊收缩素（cholecystokinin，CCK）与胃泌素相似，两者均以多种分子形式存在。不同的是，胆囊收缩素生物活性所需硫酸化形式是天然存在的。胆囊收缩素和促胰酶素是具有双重作用的相同激素。

胆囊收缩素半衰期为 2.5 分钟或 5~7 分钟。因胆囊收缩素与胃肠道许多重要功能相关，特别是胆囊收缩和胰酶分泌，其分泌或作用紊乱与各种临床疾病（如胰腺功能不全、胃泌素瘤）密切相关。摄入试验餐后胆囊收缩素浓度升高，十二指肠溃疡和糖尿病患者胆囊收缩素升高比健康受试者更快。

【参考区间】

RIA 法：<80 ng/L。

【影响因素】

生理性因素

升高：橄榄油（橄榄油有缩胆囊作用，可使血浆胆囊收缩素升高）。

61　5-羟色胺

血液中 5-羟色胺（5-hydroxytryptamine，5-HT）是很不稳定的，必须防腐保存。5-羟色胺代谢产物为 5-羟色氨乙醇-3-乙酸（5-hydroxytryptophol-3-acetic acid，5-HTAA）和 5-羟色胺乙醇（5-hydroxytryptophol，5-HTOL），二者都是尿液中的正常成分。诊断类癌最常用的项目是检测尿 5-羟吲哚乙酸，当 5-羟吲哚乙酸结果正常或处于临界值时，有类癌综合征临床证据的患者应检测血液中 5-羟色胺。

在生理条件下,5-羟色氨乙醇-3-乙酸是主要代谢产物,摄入乙醇后会依赖性地将5-羟色胺代谢为5-羟色胺乙醇,并导致尿中5-羟色胺乙醇、5-羟色胺乙醇/5-羟色氨乙醇-3-乙酸比值升高。

通常监测5-羟色胺乙醇/5-羟色氨乙醇-3-乙酸比值来观察尿液稀释度和血清素(主要成分为5-羟色胺)的膳食摄入量。5-羟色胺乙醇/5-羟色氨乙醇-3-乙酸比值也可反映24小时内乙醇摄入量,该比值在血液乙醇浓度恢复正常后维持6~15小时升高,有高敏感度和高特异性,可作为近期乙醇摄入量监测、门诊治疗期间饮酒监测、评估治疗效果等的指标。

【参考区间】

全血:5-羟色胺为0.28~1.14 μmol/L。

尿液:5-羟色胺乙醇为每天0.03~0.25 μmol 或3~10 nmol/mmol 肌酐;5-羟色胺乙醇/5-羟色氨乙醇-3-乙酸为4~17或<20。

【影响因素】

生理性因素

(1)5-羟色胺升高:香蕉(15名健康受试者摄入大量香蕉8小时,5-羟色胺排泄量明显升高);大蕉(大蕉中含5-羟色胺,摄入后尿5-羟色胺升高)。

(2)游离5-羟色胺升高:香蕉、菠萝、核桃(15名健康受试者摄入大量香蕉、菠萝、核桃8小时,游离5-羟色胺排泄量明显升高)。

62 5-羟吲哚乙酸

检测尿液5-羟吲哚乙酸(5-Hydroxyindoleacetic acid,5-HIAA)比5-羟色胺(即血清素,serotonin)在诊断类癌方面更有用。在排除饮食来源5-羟吲哚乙酸(如核桃、香蕉、鳄梨、茄子、菠萝、李子和番茄)时,尿液5-羟吲哚乙酸排泄量>每天130 μmol 可诊断为类癌综合征。功能性转移性类癌5-羟吲哚乙酸可成倍升高,常超过每天1 820 μmol,此时定性筛查试验也会给出阳性结果。

当肿瘤很小且未转移时,需敏感而特异的定量试验。临床有类癌综合征证据的患者,尿液5-羟吲哚乙酸结果正常或临界,应检测血液中5-羟色胺浓度。有些病例5-羟吲哚乙酸是间歇性分泌的,需重复采集尿液,并记录临床诊断。

直肠类癌很少分泌5-羟吲哚乙酸,常与类癌综合征无关。前肠类癌常产生其他激素,如儿茶酚胺、促肾上腺皮质激素、胰岛素和生长激素,这些激素也与

Ⅰ型多发性内分泌肿瘤有关。

【参考区间】

定性：阴性(每天<131 μmol)。

定量：每天 10.5~36.6 μmol。

【影响因素】

生理性因素

(1) 5-羟吲哚乙酸升高：牛油果(摄入含大量5-羟色胺牛油果后尿5-羟吲哚乙酸升高)；香蕉(2 名 22 岁和 1 名 51 岁健康女性摄入 200 g 香蕉 3 小时，5-羟吲哚乙酸排泄量为 33.5 mmol/mol 肌酐，与对照组 1.6 mmol/mol 肌酐相比有显著差异。香蕉中 5-羟色胺含量为 15.0±2.4 μg/g，摄入后影响 5-羟吲哚乙酸排泄。香蕉中吲哚影响尿 5-羟吲哚乙酸检测)；奇异果(2 名 22 岁和 1 名 51 岁健康女性摄入 200 g 奇异果 3 小时，5-羟吲哚乙酸排泄量为 7.4 mmol/mol 肌酐，与对照组 1.6 mmol/mol 肌酐相比有显著差异。奇异果中 5-羟色胺含量为 5.8±0.9 μg/g，摄入后影响 5-羟吲哚乙酸排泄)；坚果(2 名 22 岁和 1 名 51 岁健康女性摄入 30 g 核桃 3 小时，5-羟吲哚乙酸排泄量为 19.1 mmol/mol 肌酐，与对照组 1.6 mmol/mol 肌酐相比有显著差异。摄入富含 5-羟色胺核桃使尿 5-羟吲哚乙酸排泄量升高。各类坚果 5-羟色胺含量分别为油核桃 398 μg/g，黑核桃 304 μg/g，英国核桃 87 μg/g，薄皮山核桃 143 μg/g，绒毛山核桃 67μg/g，美洲山核桃 29 μg/g，甜山胡桃果 25 μg/g，摄入后影响 5-羟吲哚乙酸排泄)；菠萝(2 名 22 岁和 1 名 51 岁健康女性摄入 200 g 菠萝果肉 3 小时，5-羟吲哚乙酸排泄量为 5.7 mmol/mol 肌酐，与对照组 1.6 mmol/mol 肌酐相比有显著差异。菠萝中 5-羟色胺含量为 17.0±5.1 μg/g，摄入后影响 5-羟吲哚乙酸排泄。摄入富含 5-羟色胺的菠萝使尿 5-羟吲哚乙酸排泄量升高)；大蕉(大蕉中 5-羟色胺含量为 30.3±7.5 μg/g，摄入后影响 5-羟吲哚乙酸排泄)；李子(李子中 5-羟色胺含量为 4.7±0.8 μg/g，摄入后影响 5-羟吲哚乙酸排泄)；番茄(2 名 22 岁和 1 名 51 岁健康女性摄入 200 g 番茄 3 小时，5-羟吲哚乙酸排泄量为 11.5 mmol/mol 肌酐，与对照组 1.6 mmol/mol 肌酐相比有显著差异。番茄中 5-羟色胺含量为 3.2±0.6 μg/g，摄入后影响 5-羟吲哚乙酸排泄)；萝芙木碱(萝芙木碱会使脑、组织释放 5-羟色胺，使尿 5-羟吲哚乙酸升高)。

(2) 5-羟吲哚乙酸无影响：咖啡(2 名 22 岁和 1 名 51 岁健康女性摄入 1 g 咖啡 3 小时，5-羟吲哚乙酸排泄量为 2.1 mmol/mol 肌酐，与对照组 1.6 mmol/mol 肌酐相比无显著差异)；香荚兰(3 名分别为 22 岁、22 岁、51 岁的健康女性摄入 1 g 香荚兰豆 3 小时，5-羟吲哚乙酸排泄量为 1.1 mmol/mol 肌酐，与对照组

1.6 mmol/mol 肌酐相比无显著差异）。

（3）游离 5-羟吲哚乙酸升高：香蕉、菠萝、核桃（15 名健康受试者摄入大量香蕉、菠萝、核桃 8 小时，游离 5-羟吲哚乙酸排泄量明显升高）。

63　骨钙素

骨钙素（osteocalcin，OCN）由成骨细胞产生，是骨形成标志物。是骨中主要的非胶原蛋白质，占总蛋白的 1%。骨钙素由 49 个氨基酸组成，含三个谷氨酰基残基，通过维生素 K 依赖的酶促羧化作用，转化为 γ-羧基谷氨酰基。骨钙素由肾脏清除，体内半衰期约 5 分钟。骨吸收/形成有明显昼夜节律，血清骨钙素水平夜间达到峰值，早晨值最低，可降低约 50%。

为了治疗监测，一系列标本应在每天相同时间采集。血清骨碱性磷酸酶的个体内变异较小。在 6~12 个月稳定平台期，与吸收标志物（如胶原蛋白端肽和交联吡啶）相比，抗再吸收治疗后骨钙素反应较迟。

骨钙素检测有竞争和非竞争免疫法，包括 RIA、IRMA、ELISA 和 ICMA。骨钙素浓度是方法特异性的，不同方法之间会不同。体外完整骨钙素迅速降解成大的含 N 端和中段氨基酸（1~43 位）的氨基（N）端片段。若测定方法能识别完整骨钙素和 N 端片段则血清骨钙素浓度更稳定。总之，这些方法较完整骨钙素检测方法更广泛地被使用。

正常情况下，儿童血清骨钙素浓度最高，男性高于女性，成人随年龄增长而升高。在骨骼快速生长期达到最高峰。下列情况骨钙素浓度不能准确反映骨形成，如① 患者用 1,25-二羟维生素 D 治疗或该激素水平异常，因为该激素调节骨钙素；② 患者肾功能不正常；③ 卧床休息。

【参考区间】

年　龄	参考区间（nmol/L）	
	男　性	女　性
6~10 岁	6.9~18.5	
10~14 岁	6.1~28.4	
14~18 岁	4.8~33.2	2.8~11.7
成人	1.9~6.1	1.2~4.8

【影响因素】

生理性因素

（1）升高：1,25-二羟维生素 D_3（成人、儿童、新生儿静脉注射 1,25-二羟维生素 D_3 后，血清骨钙素升高 10%；口服给药则升高 40%。治疗剂量 1,25-二羟维生素 D_3 可能与骨钙素升高有关）。

（2）降低：饮酒（急性乙醇中毒影响成骨细胞活性，可使血浆骨钙素降低50%。急速饮酒 2~3 小时后，血清骨钙素降低 50%）。

第三节 临床免疫检验项目

01 免疫球蛋白 G

免疫球蛋白 G(immunoglobulin G，IgG)是人体主要的循环免疫球蛋白，占正常成人血清总免疫球蛋白的 70%～80%，单体分子量 150 000，半衰期 24 天。其包括 4 个亚类(IgG1、IgG2、IgG3 和 IgG4)，其中 IgG1 约占总 IgG 的 65%。在二次免疫应答期间，IgG 是主要产生的抗体类型。缺乏 IgG 个体通常会有反复的化脓性感染。

IgG 是多发性骨髓瘤常见的重链类型，占整个 Ig 蛋白的 50%。与正常免疫球蛋白分布类似，大部分(约 70%)为 IgG1。含量≥40 g/L 单克隆 IgG 常伴高黏滞综合征，与心血管、神经系统病变和出血并发症有关。

母体来源的 IgG 为新生儿提供被动免疫，IgG 是唯一能通过胎盘的免疫球蛋白，可能由 Fc 受体介导。胎儿起初 IgG 含量很低，妊娠二期和三期因母体来源 IgG 使其升高，到妊娠末期大多会超过母体水平。IgG1 优先通过胎盘，IgG2 胎盘转运的能力最低。出生后，随婴儿免疫系统成熟，母体 IgG 逐渐减少，到 3 个月时总 IgG 水平最低。因初始 IgG 水平较低，故小于孕周儿和早产儿免疫缺陷风险增加。IgG2 和 IgG4 成熟相对更晚，因此<2 岁儿童很难评估其低值。

免疫法不能区分单克隆和多克隆免疫球蛋白。定量 M 蛋白应做血清电泳和免疫固定电泳。为了最大限度地避免抗原过量，推荐 IgG 浓度为 1 000～2 000 mg/L 时做血清稀释。定量检测用于评估免疫缺陷、诊断和监测单克隆丙种球蛋白病。评估 IgG 亚类有助于明确其他原因引起的免疫缺陷病。

脑脊液 IgG 升高可因鞘内合成，或因血浆浓度升高或血脑屏障(blood-brain barrier，BBB)通透性增加所致血源性免疫球蛋白出现。检测脑脊液／血清白蛋白比率、脑脊液／血清 IgG 比率、IgG 指数或 IgG 合成率可用于评估血脑屏障和可疑颅内 IgG 合成增加。若脑脊液蛋白电泳显示 γ 区有局限性异质性(寡克隆)条带，而血清电泳中不存在，提示免疫球蛋白来自 CNS。

【参考区间】

血清：免疫比浊法

年龄(状态)	参考区间(g/L)
新生儿(脐带血)	6.5~16.0
1 月	2.5~9.0
2~5 月	2.0~7.0
6~9 月	2.2~9.0
10~12 月	2.9~10.7
1 岁	3.4~12.0
2~3 岁	4.2~12.0
4~6 岁	4.6~12.4
>6 岁	6.5~16.0

脑脊液：RIA 法

年龄(岁)	参考区间(mg/L)
15~20	35±20
21~40	42±14
41~60	47±10
61~87	58±16

【影响因素】

1. 生理性因素

无影响：小白菊(类风湿关节炎患者用干燥小白菊治疗 6 周,IgG 与对照组相比无显著差异)；维生素 E(32 名 60 岁及以上健康受试者每天摄入维生素 E 800 mg 治疗 30 天,IgG 无明显变化)。

2. 分析性因素

无影响：维生素 C(1.13 mmol/L 维生素 C 对 Olympus REPLY、AU800 系统检测 IgG 无显著影响。1.70 mmol/L 维生素 C 对 Du Pont aca 系统检测 IgG 无显著影响)；葡萄糖(33.3 mmol/L 葡萄糖对 Du Pont aca 系统检测 IgG 无显著影响)。

02　免疫球蛋白 M

免疫球蛋白 M(immunoglobulin M, IgM)是 B 细胞发育产生的第一种免疫球蛋白,是 B 细胞表面受体成分,是抗原初级体液免疫应答过程中最先分泌的抗体,分子量 900 000,半衰期 5 天。大部分结合抗原的"天然抗体"不是个体原先暴露的,本质都是 IgM。对抗原暴露而言,典型的抗体应答顺序为抗原特异性 IgM 升高,随后是同种型转换,最后是其他类别的抗原特异性免疫球蛋白升高,可见 IgM 先达到峰值,随后开始下降,最后又升高。

IgM 为五聚体结构(有连接 J 链的五个亚基和用于抗原结合的 10 个位点),是补体的有效激活剂。大多数冷反应性自身抗体是 IgM。低分子量单体和寡聚体形成见于淋巴增殖性疾病、感染和自身免疫性疾病。使用敏感方法可在正常个体中也检出少量。

IgM 由胎儿产生,不能通过胎盘,因此检测胎儿脐带血或出生后立即检测血清中抗原特异性 IgM 可用于诊断先天性感染。新生儿体内大部分 IgM 为低分子量形式。

≥30 g/L 单克隆 IgM 蛋白常伴高黏滞综合征,与心血管、神经系统病变和出血并发症有关。免疫法不能区分单克隆和多克隆免疫球蛋白。定量 M 蛋白需做血清电泳和免疫固定电泳。为了最大限度地避免抗原过量,推荐 IgM 浓度为 500~1 000 mg/L 时做血清稀释。

定量检测用于诊断感染、评估免疫缺陷、诊断和监测单克隆丙种球蛋白病。

【参考区间】
血清:免疫比浊法

年龄(状态)	参考区间(g/L)
脐带血	<250
1 月	200~800
2~5 月	250~1 000
6~9 月	350~1 250
10~12 月	400~1 500
1~8 岁脐带血	450~2 000
9~12 岁	500~2 500
>12 岁	500~3 000

脑脊液:RIA 法

年龄(岁)	参考区间(mg/L)
15~20	0.2±0.09
21~40	0.16±0.03
41~60	0.17±0.04
61~87	0.17±0.05

【影响因素】

1. 生理性因素

无影响：小白菊（类风湿关节炎患者用干燥小白菊治疗 6 周，与对照组相比 IgM 无显著差异）；维生素 E（32 名 60 岁及以上健康受试者每天摄入维生素 E 800 mg 治疗 30 天，IgM 无明显变化）。

2. 分析性因素

无影响：维生素 C（0.85 mmol/L 维生素 C 对 Du Pont aca 系统检测 IgM 无显著影响。1.13 mmol/L 维生素 C 对 Olympus REPLY 和 AU800 系统检测 IgM 无显著影响）；葡萄糖（27.8 mmol/L 葡萄糖对 Du Pont aca 系统检测 IgM 无显著影响）。

03　免疫球蛋白 E

过敏性和非过敏性个体间总免疫球蛋白 E（immunoglobulin E，IgE）存在明显重叠。因此，单独测定总 IgE 用作过敏性疾病的筛选不是很有用。少年期（10~15 岁）血清总 IgE 升高，随后开始减低。低总 IgE 有助于排除过敏性支气管肺曲霉菌病（allergic bronchopulmonary aspergillosis，ABPA）。

【参考区间】
血清或血浆：

年　龄	参考区间（U/mL）	参考区间（μg/L）
新生儿	<1.5	<3.6
<1 岁	<15	<36
1~5 岁	<60	<144
6~9 岁	<90	<216
10~15 岁	<200	<480
>15 岁	<100	<240

【影响因素】

1. 生理性因素

升高：豚草（花粉季节豚草过敏者 IgE 升高）。

2. 分析性因素

无影响：生物素（<100 ng/mL 生物素对 Roche Elecsys 1010、Roche Elecsys 2010、Modular Analytics 系统检测 IgE 无影响）。

04 免疫球蛋白 A

免疫球蛋白 A(immunoglobulin A，IgA)以单体和二聚体形式存在，是分泌物中主要的免疫球蛋白，单体分子量为 160 000，半衰期为 6 天。IgA 可通过替代途径激活补体。已确定 IgA 有两种亚型(IgA1 和 IgA2)。分泌型 IgA 能提供黏膜保护，是一种由 J 链连接的二聚体，分泌物源自上皮细胞成分，分泌成分可提供某些酶裂解的作用。

IgA 不能穿过胎盘。尽管婴儿可产生，但血清含量很低。在对宫内感染进行血清学评估时，脐带血 IgA 升高是母体血液污染的证据。母体来源的分泌型 IgA来自初乳和母乳喂养婴儿的母乳，能抵抗肠道感染。

IgA 是多发性骨髓瘤中第 2 种(10%~15%)常见类型单克隆免疫球蛋白(M蛋白)。在标准血清蛋白电泳中，IgA M 蛋白常位于 β 带或近 β－γ 桥，可导致 β带被遮蔽。出现 IgA M 蛋白，IgA 定量测定结果也可正常或减低。疑为 IgA M 蛋白时，应做血清免疫固定电泳。多聚体常伴这些 M 蛋白，导致电泳显示多个条带。虽然与其他血清蛋白和酶形成复合物不常见，但会影响条带移动，而使同工酶鉴别困难。

单纯性 IgA 缺乏症是最常见的原发性免疫缺陷症(献血人员中占 1∶400~1∶3 000)。部分个体有抗 IgA 抗体，若输注含 IgA 的血制品可发生过敏反应，但因 IgA 缺乏症而引起输血过敏反应则很少见。抗体可针对 α 链或特定亚类，虽缺乏会有抗亚类抗体，但总 IgA 定量仍在参考区间内。

免疫法不能区分单克隆和多克隆免疫球蛋白。M 蛋白定量应做血清电泳和免疫固定电泳。为了最大限度地避免抗原表达过量，推荐 IgA 浓度为 500~1 000 mg/L 时做血清稀释。

定量检测用于评估免疫缺陷症、研究输血性过敏反应、诊断和监测单克隆内种球蛋白病和评估共济失调毛细血管扩张症。

【参考区间】

血清：

年龄(状态)	参考区间(mg/L)
新生儿(脐带血)	10~40
1 月	20~500
2~5 月	4~80
6~9 月	80~800

续 表

年龄(状态)	参考区间(mg/L)
10~12 月	150~900
1 岁	150~1 100
2~3 岁	180~1 500
4~5 岁	250~1 600
6~8 岁	350~2 000
9~12 岁	450~2 500
>12 岁	400~3 500

脑脊液:

年龄(岁)	参考区间(mg/L)
15~20	0.7±0.4
21~40	0.7±0.3
41~60	1.0±0.3
61~87	1.1±0.6

尿液:每天 0.08~0.42 mg。

【影响因素】

1. 生理性因素

无影响:小白菊(类风湿关节炎患者用干燥小白菊治疗 6 周,治疗组 IgA 与对照组无显著差异);维生素 E(32 名 60 岁及以上健康人每天摄入维生素 E 800 mg 治疗30 天,对 IgA 无显著影响)。

2. 分析性因素

无影响:维生素 C(0.85 mmol/L 维生素 C 对 Du Pont aca 系统检测 IgA 无显著影响;1.13 mmol/L 维生素 C 对 Olympus REPLY、AU800 系统检测 IgA 无显著干扰);葡萄糖(27.8 mmol/L 葡萄糖对 Du Pont aca 系统检测 IgA 无显著影响)。

05 铜蓝蛋白

血浆铜蓝蛋白(ceruloplasmin, CP)是一种 α2 球蛋白,是多铜氧化酶蛋白质家族中的一员,分子量 132 000,半衰期 4.5 天。血清铁氧化酶含约 95% 或更多的血浆铜。其在铁和铜代谢中有重要作用。

免疫比浊法可测定失活的前铜蓝蛋白和血清铜蓝蛋白,因此,评估氧化酶法活性更有助于临床诊断。

流行病学研究表明,铜蓝蛋白是心血管病的独立危险因素,可作为氧化剂替代低密度脂蛋白。定量检测可用于急性时相反应和威尔逊氏症评估。铜蓝蛋白减低见于门克斯病、无铜蓝蛋白血症或其他疾病。

【参考区间】

血清:见下表。妊娠期间,浓度会逐步增高,峰值可达正常 2~3 倍。

年　龄	参考区间(mg/L)
1 天~3 月	50~180
6~12 月	330~430
12 月~7 岁	240~560
>7 岁	180~450

尿液:每天 0.006~0.040 mg。

【影响因素】

生理性因素

无影响:维生素 C 不影响铜蓝蛋白检测(每天摄入 605 mg 维生素 C 3 周,对铜蓝蛋白检测无影响,但可导致氧化酶活性降低 21%)。

06 抗甲状腺球蛋白抗体

抗甲状腺球蛋白抗体(anti-thyroglobulin antibody, anti-TGAb)通常与甲状腺微粒体抗体(thyroid microsome antibody, TmAb)联合检测。

抗甲状腺球蛋白抗体滴度正常不能排除桥本甲状腺炎。多结节性甲状腺肿、甲状腺腺瘤和甲状腺癌患者,未发现抗甲状腺球蛋白抗体频率高于正常人。

桥本甲状腺炎或格雷夫斯病(Graves disease)患者妊娠后,血清抗甲状腺球蛋白抗体滴度进行性降低,分娩后立即升高,产后 3~4 个月达峰值。桥本甲状腺炎检测甲状腺微粒体抗体的灵敏度比抗甲状腺球蛋白抗体高,尤其是 20 岁以下患者。甲状腺微粒体抗体试验更灵敏,弱阳性可见于除甲状腺炎外的各种甲状腺疾病,如甲状腺癌或非毒性甲状腺肿等。出现甲状腺微粒体抗体提示后期发展为甲状腺功能减退的风险增加。

抗甲状腺球蛋白抗体异常值可高达 1 500 000 kU/L。放射标记法可检出约 90%格雷夫斯病患者的高值。[131]I 治疗格雷夫斯病患者的抗甲状腺球蛋白抗体可增加 10 多倍。ELISA 法和 IRMA 法比血凝法检测抗甲状腺球蛋白抗体更灵敏和特异。

【参考区间】

放射标记法：<20 kU/L。ELISA 法：<5 kU/mL。

【影响因素】

生理性因素

无影响：葡萄糖（葡萄糖浓度增加对 Organon Teknika Auraflex 系统检测抗甲状腺球蛋白抗体无显著影响）。

07 抗甲状腺过氧化物酶抗体

甲状腺过氧化物酶是甲状腺微粒体中主要且可能是唯一的自体抗体组分，是用于检测和监测自身免疫性甲状腺疾病的微粒体抗体，检测抗甲状腺过氧化物酶抗体（thyroid peroxidase antibody，TPO - Ab）ELISA 法较血凝法更灵敏和特异。

【参考区间】

69±15 kU/L。

【影响因素】

生理性因素

无影响：生物素［<60 ng/mL 生物素对 Roche Elecsys 1010、Roche Elecsys 2010、E170 系统检测抗甲状腺过氧化物酶抗体影响<10%。大剂量摄入生物素（每天>5 mg）后不能采集标本，需在末次剂量生物素摄入后至少 8 小时再采集标本］；葡萄糖（葡萄糖浓度增加对 Organon Teknika Auraflex 系统检测抗甲状腺过氧化物酶抗体无显著影响）。

08 类风湿因子

类风湿因子（rheumatoid factor，RF）是能与自身 IgG 反应的自身抗体，通常为 IgM 类，约 15% 类风湿关节炎患者有 IgG 类类风湿因子，大多数方法仅检测 IgM 类类风湿因子。当滴度≤1∶80 时为可疑，可见于传染性单核细胞增多症、急性炎症和老年人。用参考血清标化是强制要求。

乳胶凝集试验较敏感（类风湿关节炎 75% 为阳性），但比绵羊细胞凝集试验（类风湿关节炎 75% 为真阳性）特异性差，阳性结果必须进行确诊。绵羊细胞凝集试验阴性也可见于类风湿疾病，因为该试验相对特异（类风湿关节炎 90% 为真阳性），但灵敏度低于乳胶凝集试验（类风湿关节炎 50%~60% 为阳性）。免疫比浊法 30~50 kU/L 考虑为弱阳性。

【参考区间】

阴性(<1∶17)或<30 kU/L。

【影响因素】

生理性因素

无影响:小白菊不影响类风湿因子检测结果(类风湿关节炎患者服用干燥小白菊6周,类风湿因子效价与对照组相比无显著差异)。

09 乙型肝炎病毒表面抗原

通过 DNA 重组技术在酵母中可产生乙型肝炎病毒表面抗原(hepatitis b surface antigen, HBsAg)作为高效价疫苗。原先使用慢性乙型肝炎携带者的 HBsAg 纯化物作为疫苗。

通常不需要定量测定 HBsAg。急性乙型肝炎治疗 1 个月后 HBsAg 浓度下降约 50%,提示感染恢复,若增高则提示疾病进展。

和乙型肝炎疫苗诱导的抗体一样,检测 HBsAg 通常为典型抗原决定簇。因抗原决定簇存在罕见突变,故会影响抗-HBs 的抗原结合区识别。这些变异会导致 HBsAg 检测结果假阴性;也可从疫苗诱导抗体中逃逸,使抗-HBs 阳性个体产生感染。这些突变通常不会发生于基因型 A,因该区域表面抗原折叠而不易发生突变。

许多研究表明,慢性乙型肝炎患者血清中检不出 HBsAg,常与突变有关。虽然很罕见,但通过抗-HBc、抗-HBs 和 HBV-DNA 检测可推断存在乙型肝炎病毒(见下表)。

目　的	标 志 物	附 加 试 验
急性肝炎诊断	抗 HAV IgM、HBsAg、抗 HBc IgM、抗 HCV	
慢性肝炎诊断	HBsAg	若阴性,但仍怀疑 HBV:抗 HBs、抗 HBc、HBV-DNA(选择性)
		若阳性:HBeAg、抗 HBe、抗 HDV、HDVAg(选择性)
		HBV 治疗评估:HBeAg、抗 HBe、HBV-DNA
	抗 HCV	若阴性,但仍怀疑 HCV:HCV-RNA
检测 HBV 疫苗有效性	抗 HBs	
检测 HBV 天然免疫	抗 HBc	

【参考区间】

阴性(检测限为 0.02~1.0 ng/mL,典型阳性定量为 $10^4 \sim 10^5$ ng/mL)。

【影响因素】

分析性因素

无影响：生物素（<40 ng/mL 生物素对 Roche Elecsys 2010 系统检测 HBsAg 影响<10%）。

10　癌胚抗原

癌胚抗原（carcinoembryonic Antigen，CEA）是胚胎和胎儿组织中与肿瘤相关的抗原。癌胚抗原家族是一组异质的细胞表面糖蛋白，已鉴定出多达 36 种不同的糖蛋白。由于结构相似性，癌胚抗原归为免疫球蛋白基因超家族成员。癌胚抗原分子量约 2 000 000，碳水化合物含量高（50%~60%）。由于癌胚抗原的异质性和抗体不同，检测技术不同数值会不同，因此，纵向监测应使用相同方法。高值标本方法之间的一致性极差，不同方法之间不能用转化因子转换结果。

【参考区间】

不吸烟者：<16.7 pmol/L；吸烟者：<27.8 pmol/L。

【影响因素】

分析性因素

无影响：生物素（100 ng/mL 生物素对 Ortho Vitros ECi 系统检测 83.9~91.1 pmol/L 的癌胚抗原标本影响低于 10%。120 ng/mL 生物素对 Roche Elecsys 1010、Roche Elecsys 2010、Modular Analytics 系统检测癌胚抗原影响低于 10%）；维生素 C（0.341 mmol/L 维生素 C 对 Ortho Vitros ECi 系统检测 18.3~23.1 pmol/L 的癌胚抗原标本影响低于 10%）。

11　甲胎蛋白

甲胎蛋白（alpha-fetal protein，AFP）是一种分子量为 70 000 的糖蛋白。甲胎蛋白和卵黄囊一样，由胎儿肝脏和胃肠道产生。出生后，血清甲胎蛋白明显降低，1 岁后仅能检出痕量。中度增高见于任何肝脏再生过程。

甲胎蛋白在肝脏合成。胎儿部分甲胎蛋白进入母体循环，使母体血液中甲胎蛋白在妊娠 30 周达最大值，34~36 周迅速下降至最大值的 2%。由于胎儿血清、羊水、母体血清间甲胎蛋白浓度梯度很大，因此，极少量羊水或母体血清与胎儿血清污染将导致结果明显差异。妊娠 16 周 10 mL 羊水中约有 44 μL 胎儿血液，甲胎蛋白就会成倍升高。母体血清甲胎蛋白（MS 甲胎蛋白)值表达为中位数(MoM)倍数,为患者甲胎蛋白值与相同孕期正常妊娠者甲胎蛋白中位数比值,并按下列母体体重调整公式进行校正,体重调整 $MoM = 10^{[0.265\,8 \times 0.001\,88 \times 母亲体重(千克体重 \times 0.447)]}$。胰岛素治疗的糖尿病孕妇调整时应除以0.8,黑人除以1.1,双胞胎孕妇除以2.13。临床上,孕妇血清甲胎蛋白值应采用绝对浓度报告,并按孕期中位数调整倍数。对于各种情况,应计算并报告验前和验后风险估计值。为了提高唐氏综合征检出率,某些筛检计划采用多个血清标志物(如甲胎蛋白、人绒毛膜促性腺激素、雌三醇)。

参考区间与检测方法有关。每个实验室应建立自身参考区间。植物凝集素吸收能鉴别不同类型甲胎蛋白。

甲胎蛋白水平可用于肝癌治疗监测。甲胎蛋白增高反映了肝细胞再生。血清甲胎蛋白与睾丸、卵巢的胚胎源性恶性畸胎瘤大小直接相关,测定甲胎蛋白有助于疾病进程的随访。羊水中出现神经组织的乙酰胆碱酯酶同工酶考虑为开放性神经管缺陷病,血清甲胎蛋白浓度增高,但羊水水平正常,常提示围生期后果差,特别是低体重儿和(或)早产儿。

【参考区间】

血清甲胎蛋白:成人<8.5 μg/L(97%人群),<15 μg/L(100%人群)。

妊娠周期(周)	参考区间[母体血清中位数值(μg/L)]
14	25.6
15	29.9
16	34.8
17	40.6
18	47.3
19	55.1
20	64.3
21	74.9

羊水甲胎蛋白:

妊娠周期(周)	参考区间[中位数值(μg/L)]
15	16.3
16	14.5
17	13.4
18	12.0
19	10.7
20	8.1

【影响因素】

1. 生理性因素

无影响：饮酒[21 名社交型饮酒男性甲胎蛋白(3.54 μg/L)与 15 名社交型饮酒女性(3.33 μg/L)相比无显著差异且两者结果均在参考区间内]。

2. 分析性因素

无影响：生物素(60 ng/mL 生物素对 Roche Elecsys 1010、Roche Elecsys 2010、Modular analytic E170 系统检测甲胎蛋白无影响,但需在给药 8 小时后采样。10 ng/mL 生物素对 Ortho Vitros ECI 系统检测甲胎蛋白无影响);维生素 C(17.1 mmol/L 维生素 C 对 Ortho Vitros ECI 系统检测甲胎蛋白无影响)。

12 总前列腺特异性抗原

前列腺特异性抗原(prostate specific antigen, PSA)是一种糖蛋白,作为激肽释放酶家族成员,有丝氨酸蛋白酶生理功能,也称为 hk3。前列腺特异性抗原由前列腺腺泡和导管上皮细胞产生,分泌入精液中,可液化精液凝结物,增加精子活力。

前列腺特异性抗原为前列腺组织特异而非前列腺癌特异,可由正常、增生、肿瘤性前列腺组织产生。与前列腺良性增生相比,因前列腺癌上皮细胞结构变化而使每克组织的循环中前列腺特异性抗原浓度更高。血清中前列腺特异性抗原以游离、未结合形式(约 30%),以及与蛋白酶抑制剂结合形式(约 70%)而存在,主要是与 α1 抗胰蛋白酶(α1 - antitrypsin)和 α2 - 巨球蛋白(α2 - macroglobulin, A2M)结合。总前列腺特异性抗原是测定除 PSA - A2M 外的游离和结合形式前列腺特异性抗原。对癌症和良性前列腺疾病患者来说,当总前列腺特异性抗原为 4~10 ng/mL 诊断灰区时,与游离前列腺特异性抗原比率的差异增加了检测特异性。

前列腺特异性抗原随年龄增长而升高,存在日间个体内变异。尚缺乏以人群为基础的使用前列腺特异性抗原筛检前列腺癌的临床医师共识。美国癌症协会推荐将前列腺特异性抗原和直肠指检联合使用,用于 50 岁以上有 10 年以上预期寿命的男性前列腺癌的早期筛检。高危人群可在更早年龄段检测,如非洲裔或有家族史患者(首次诊断<65 岁)。前列腺特异性抗原检测可明确作为治疗反应监测的标志物,如手术(根治性前列腺切除术)、放疗和激素治疗(抗雄激素治疗)。建议使用相同方法进行纵向监测。

【参考区间】

<0.4 ng/mL。

【影响因素】

1. 生理性因素

无影响：锯棕榈(服用锯棕榈对前列腺特异性抗原检测无影响；与非那司提不同，锯棕榈对前列腺特异性抗原或前列腺大小的影响可忽略)。

2. 分析性因素

无影响：维生素 C(0.341 mmol/L 维生素 C 对 Ortho ECi 系统检测 3.10~5.33 ng/mL 前列腺特异性抗原结果产生 5%以内偏差)；生物素(100 ng/mL 生物素对 Ortho ECi 系统检测 3.10~5.33 ng/mL 前列腺特异性抗原结果产生 5%以内偏差。<60 ng/mL 生物素对 Roche Elecsys 1010、2010 系统检测总前列腺特异性抗原影响不超过 10%)。

13 游离前列腺特异性抗原

一项有助于鉴别前列腺癌和良性前列腺病变的特异性试验是游离前列腺特异性抗原检测。游离前列腺特异性抗原不能单独使用，常以总前列腺特异性抗原比率来表达(游离前列腺特异性抗原% = 游离前列腺特异性抗原/总前列腺特异性抗原×100)。与男性前列腺癌相比，良性疾病患者游离前列腺特异性抗原比例更高。总前列腺特异性抗原和游离前列腺特异性抗原测定必须使用同一标本同一品牌试剂平行检测。

【参考区间】

单次临界值：>25%。个体风险评估见下表：

游离前列腺特异性抗原(%)	前列腺癌可能性(%)
0~10	56
10~15	28
15~20	20
20~25	16
>25	8

【影响因素】

分析性因素

无影响：生物素(<30 ng/mL 生物素对 Roche Elecsys 1010、Roche Elecsys 2010 系统检测游离前列腺特异性抗原影响不超过 10%)。

14 前列腺酸性磷酸酶

酸性磷酸酶是一种溶酶体酶。前列腺酸性磷酸酶(prostatic acid phosphatase, PAP)存在于前列腺上皮的溶酶体中,是一种糖蛋白,分子量为 100 000,半衰期为 1.1~2.6 小时。

前列腺组织中总酸性磷酸酶和前列腺酸性磷酸酶活性最高,非前列腺特异性磷酸酶活性见于肝脏、脾脏、红细胞、血小板和骨髓(前列腺酸性磷酸酶量可忽略不计)。男性血清总酸性磷酸酶约一半来自前列腺,其余来自肝脏、破碎的血小板和红细胞。女性前列腺酸性磷酸酶主要来自肝脏、红细胞和血小板。

【参考区间】

0~0.8 U/L。

【影响因素】

分析性因素

无影响:维生素 C、葡萄糖(2.5 mmol/L 维生素 C、25 mmol/L 葡萄糖对 2,6 - 二氯 - 4 - 乙酰苯基磷酸盐为底物的动态法检测前列腺酸性磷酸酶无影响)。

安泳潼,柯樱,赵亚红.黑升麻提取物治疗更年期综合征的临床应用及市场情况[J].上海医药,2017,38(17):75-78.

陈醒,孙宇,张婧,等.黑升麻对围绝经期综合征治疗作用的研究进展[J].现代生物医学进展,2016,16(5):959-961,884.

董晴,陈明苍.当归化学成分及药理作用研究进展[J].亚太传统医药,2016,12(2):32-34.

李宁,李玲,何重香,等.西柚影响免疫抑制剂代谢机制的研究进展[J].中华移植杂志(电子版),2016,10(1):41-44.

罗嘉,张军.苦瓜的应用价值与开发利用研究进展[J].食品工业,2016,37(10):243-246.

罗小芳,覃佐东,袁琦韵,等.简析银杏研究的相关进展[J].科技通报,2016,32(8):36-40,45.

莫启进,朱海军,李镇坤,等.龟苓膏中重金属健康风险评价[J].食品工业,2017,38(2):295-297.

谭辉.三七的化学成分和药理作用研究[J].中国中医药现代远程教育,2017,15(17):140-142.

温亚娟,项丽玲,苗明三.薄荷的现代应用研究[J].中医学报,2016,31(12):1963-1965.

吴雨桐.人参、西洋参的比较研究概况[J].现代食品,2016,8(15):57-60.

肖剑桥,李善姬,金玉姬.大蒜及黑蒜功能的研究进展[J].吉林医药学院学报,2018,39(2):138-141.

杨慧萍,高睿.银杏药用成分及药理作用研究进展[J].动物医学进展,2017,38(8):96-99.

于李.柴胡桂枝干姜汤的应用研究[J].长春中医药大学学报,2016,32(6):1177-1179.

张梦婷,张嘉丽,任阳阳,等.麻黄的研究进展[J].世界中医药,2016,11(9):1917-1921,1928.

Dasgupta A. Hammett-Stabler C. Herbal supplements: efficacy, toxicity, interactions with western drugs, and effects on clinical laboratory tests [M]. New Jersey: John Wiley & Sons Inc, 2011.

Narayanan S. Young D S. Effects of herbs and natural products on clinical laboratory tests [M]. Washington DC: AACCPress, 2007.